在宅看護
アセスメント・ケア

ナースポケットブックmini

| 編集 |

井田奈央

訪問看護ステーション ワークスタッフ鵜の木
在宅ケア認定看護師

JN021430

Gakken

〈執筆者一覧〉

井田 奈央
訪問看護ステーション ワークスタッフ鵜の木
在宅ケア認定看護師

今田 実希
訪問看護ステーション ワークスタッフ鵜の木
看護師

堀川 香奈
訪問看護ステーション ワークスタッフ鵜の木
皮膚・排泄ケア特定認定看護師

田中 千恵
訪問看護ステーション ワークスタッフ鵜の木
理学療法士/認定訪問療法士

編集協力：重森献(crivelli)
本文イラスト：キヨムラ, 早瀬衣里子, 日本グラフィックス

はじめに

　最低限の道具で行うフィジカルイグザミネーション技術，多角的視点で判断するアセスメント力，在宅療養者やその家族の意思を引き出すコミュニケーション力……．このようなスキルを最大限に発揮できる在宅看護の現場は，やりがいと可能性にあふれていると日々実感しています．

　DX（デジタル・トランスフォーメーション）化が進むいまにあっても，AIに取って代われない職業であろう看護師は，今後，よりこのような技術が求められると思っています．

　本書は，在宅看護のアセスメントやケアに必要な知識を集約したポケットブックです．在宅の現場で必要なときにすぐに取り出せて，その場でアセスメントのポイントやケアの手順，工夫などを一目で確認することができます．

　本書を参考に実践を繰り返し，在宅看護に必要なスキルをぜひ習得していただければと思います．

2024年3月

井田 奈央

CONTENTS

バイタルサインと SpO$_2$

体温

■健康成人の体温の平均値

①腋窩温	36.4℃前後
②口内温	37.0℃前後
③直腸温	37.5℃前後

体温には日内変動があり，朝6〜7時ころは低く，午後3〜4時ころに最も高くなる傾向がある．季節的にも夏は高めとなり，食事や運動，精神的な興奮でも体温上昇を認めることがある

体温が極端に低い場合	①低体温と判断する前に，「体温計が正しく腋窩に差し込まれていたか」を確認する ②発汗により腋窩が濡れている場合も低く値が出ることがある
体温が平熱よりも高い場合	• 他の症状の有無も確認し，発熱の要因を探っていく

■腋窩体温測定時のポイント

①腋窩を閉じて体温を安定させておく
　（腋窩が開いて体温が下がっていると，予測式だと誤差が出やすい）
②汗を拭いてから測定する
③常に同一側で測定する
④健側で測定する（麻痺側は体温が低い傾向があるため）
⑤腋窩の最深部に挿入する（先端を上向き45°に差し込む）

バイタルサインと SpO₂

② 脈拍

■脈拍の正常値

成人	60〜100回 / 分
高齢者	60〜90回 / 分

日々の脈拍測定時に最もよく用いられるのは橈骨動脈だが、ショック状態の場合は橈骨動脈では脈が触れないことがあるため、心臓に近い総頸動脈を測定する必要がある

■脈拍測定の仕方

①橈骨動脈に直角になるよう、2・3・4指で触れて拍動を触知する
②脈のリズムが整であれば、15秒の脈拍を測定し、4倍して1分間の脈拍数とする
③脈拍が遅い場合は30秒を測定して2倍、不整脈があれば1分間測定する

■脈のリズム・強さ・左右差

❶リズム

- 脈のリズムに不整がある場合、どのような不整なのか確認する
- 異常で最も多いのは期外収縮で、「結滞」ともいう。正常なリズムの脈から脈拍欠損するものをさす
- リズムに規則性がない不整脈の場合、心房細動が考えられる

❷強さ

- 普段の脈拍の強さをよく感じとり、それより強いか弱いか判断することも、循環動態を把握するうえで重要な情報となる
- 正常な脈の強さを「2+」とし強弱を数値化する

〈脈の強さと特徴〉

0	触知できない
1+	非常に弱く触知困難、触知してもすぐ消える
2+	正常 簡単に触知できる、強く押さえると消える
3+	強い 指に跳ね返るように増え、かなり強く押しても消えない

❸左右差

- 動脈の閉塞があると、強さやリズムに左右差を感じる
- 両手首で触知し、左右差を確認する

3

呼吸

■呼吸のパターン

分類		呼吸数 / 分	換気量 / 回
正常呼吸 eupnea		成人： 12〜23	6〜8mL/kg
呼吸数と換気量の異常	頻呼吸 tachypnea	増加 (25以上)	増減なし
	徐呼吸 bradypnea	減少 (10以下)	増減なし
	多呼吸 polypnea	増加	増加
	過呼吸 hyperpnea	増減なし	増加
	低呼吸 hypopnea	増減なし	減少
	減弱呼吸 oligopnea	減少	減少
リズムの異常	チェーン-ストークス呼吸 Cheyne-Stokes		
	クスマウル呼吸 Kussmaul		
	ビオー呼吸 Biot		

■安静時の呼吸回数平均

成人	12〜23回 / 分

基本的には 1 分間計測する（規則的な場合は 30 秒測定した値を 2 倍にして値を出してもよい）．呼吸を意識させないように計測することがポイント

呼吸型	主な疾患・状況
∿∿∿∿	―
﹏﹏﹏﹏	肺炎，肺塞栓症，肺水腫，気管支喘息，胸膜痛など
∿￣∿￣	頭蓋内圧亢進，アルコール多飲，麻酔時など
∧∧∧∧∧	過換気症候群
∿∿∿∿∿	過換気症候群
∿∿∿∿	睡眠時，神経・筋疾患など
﹏﹏ー	脳死期，臨死期，麻痺，肺胞低換気症候群など
過呼吸→低呼吸→無呼吸 -∿╟∿∿∿∿╢-　-∿╟∿∿∿∿╢-	尿毒症，心不全，中枢神経系障害，薬物による呼吸抑制など
深く大きい ∿∿∿	糖尿病ケトアシドーシス，尿毒症など （代謝性アシドーシスの代償）
不規則呼吸→無呼吸 ∧∧∧∧∧ー　∿∿∿∿	主に延髄付近での脳腫瘍，脳外傷，髄膜炎など

血圧

■正常値

収縮期血圧（SBP）	90〜139mmHg
拡張期血圧（DBP）	60〜89mmHg

個人差が大きく，その人のベースの値を把握しておくことが重要

■血圧に影響を与える因子

①循環血液量
②血管抵抗
③血液粘稠度

この3要因がそれぞれ増えると血圧全体が上昇し，それぞれが減ると血圧全体が下降する

SBPのみに作用する因子	• 心筋の力（左心室ポンプ機能） • 大血管の中心抵抗
DBPのみに作用する因子	• 大血管の弾性復元作用（大動脈ポンプ機能） • 大動脈弁閉鎖による抵抗

■脈圧

脈圧：収縮期血圧と拡張期血圧の差（SBP − DBP）
脈圧の基準値：40〜60mmHg

脈圧が大きい場合	心拍出量が増加していたり，大血管の弾力性が低下している
脈圧が小さい場合	心拍出量が低下していたり，末梢血管抵抗が増大している

■血圧測定のポイント

①測定する腕の高さ	心臓と同じ高さにする
②マンシェットの巻き方	上腕動脈の真上にゴム嚢の中心がきており，マンシェット下縁が肘関節より1〜2cm上にくる位置で，指が1〜2本入るくらいのきつさで巻く
③聴診器の当て方	聴音器の膜式を確実に上腕動脈に当てる
④測定時	通常の血圧値より20〜30mmHg程度上まで上げてから測定し，1秒間に2〜3mmの速度でメモリを下げる
⑤再測定する場合	必ずメモリを0mmHgにしてから行い，2〜3回を限度にする
⑥聴診しにくい場合	末梢動脈の緊張が低下して聴診しにくい場合は，手掌を10回程度握ってもらう

Memo

5 SpO_2

■ SpO_2とは

- 経皮的酸素飽和度のこと
- 血液中のヘモグロビンのうち酸素（O_2）で飽和された酸化ヘモグロビンの割合のこと
- Sはsaturation（飽和度），Pはpercutaneous（経皮的），O_2はoxygen（酸素）をさす
- パルスオキシメータという機器で測定することができる

健常者の値：96〜99%

■ SpO_2測定のポイント

①動作など	・手を動かしていたり，末梢循環が悪いと正確に測れないことが多い ・静止時に測定し，パルスオキシメーターを装着して測定部位を動かさないようにしてもらい，20〜30秒くらい経ってから値を読み取る
②測定時	・橈骨動脈で脈拍を触知し，パルスオキシメーターが検知した脈拍と同期しているかを確認する ・手指が冷たく測定できない場合は，温タオルで温めてから測定する

● 酸素飽和度と酸素分圧の関係

	SaO_2，SpO_2	動脈血酸素分圧
動脈血の酸素濃度	98%	100mmHg
呼吸不全	90%	60mmHg

呼吸不全とは，動脈血中の酸素分圧が60mmHg以下になること

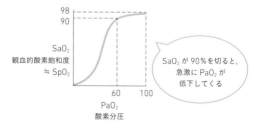

SaO_2 が 90%を切ると，急激に PaO_2 が低下してくる

■ SpO$_2$値に対する認識

①90%未満の患者	・SpO$_2$値が90%未満になると呼吸不全の状態であると判断でき，何かしらの対応が必要となる
②慢性呼吸不全患者	・SpO$_2$値が低くても呼吸困難感が出ない場合があるため，重症化を防ぐためにも，SpO$_2$低値を示した場合は医師に報告する
③正常値の患者	・SpO$_2$が正常値であるからと，呼吸回数の異常や呼吸困難感など自覚症状をおろそかにしてはいけない ・SpO$_2$値は「呼吸状態を把握するための1つの材料」という認識で，多角的にその人をみるように心がけるとよい

■ パルスオキシメーターの精度

- 近年，パルスオキシメーターの流通も増え，価格も求めやすいものが増えてきたが，安価な機器は性能が落ち，本来の値とは大きくかけ離れた値を表示してしまうことも少なくないので，ある程度の価格の信頼できるメーカーから購入することが勧められる

引用・参考文献
1) 井田奈央：バイタルサインとフィジカルアセスメント．Nursing，44（1）：10-18，2024．
2) 小西敏郎監：フィジカルアセスメントポケットブックmini．Gakken，2023．

（井田奈央）

Memo

フィジカル
アセスメント

1 呼吸状態のアセスメント

■呼吸状態の把握

ポイント：臓器や骨格をイメージしながらアセスメントする

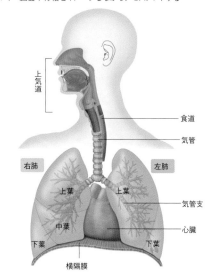

上気道

食道

気管

右肺

左肺

上葉

上葉

気管支

中葉

心臓

下葉

下葉

横隔膜

■胸郭の前後径と横径

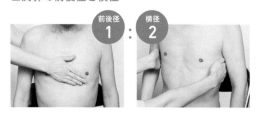

前後径 1 ： 横径 2

■胸部の視診

ポイント：呼吸が平静であるかどうかを判断する

①呼吸状態	呼吸回数，呼吸の型，リズム，深さ
②皮膚状態	上衣を脱いでもらい，皮膚の色，皮膚異常の有無（瘢痕や潰瘍）を観察
③胸郭の形状	正常の場合，胸郭の「前後径：横径」は「1：2」．異常所見として，鳩胸，漏斗胸，脊椎側彎，脊椎後彎などがあげられる

●胸郭の変形①

鳩胸 原因：先天的形態異常，幼児期の頻回の咳嗽，幼児期のくる病

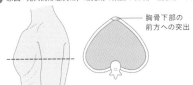

胸骨下部の
前方への突出

漏斗胸 原因：先天的形態異常，幼児期のくる病など

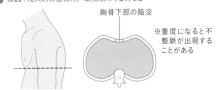

胸骨下部の陥没

※重度になると不整脈が出現することがある

樽状胸 原因：慢性閉塞性肺疾患（COPD）の進行例，加齢など

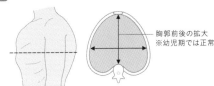

胸郭前後の拡大
※幼児期では正常

●胸郭の変形②

脊椎側彎

原因：疼痛のため疼痛側に彎曲した場合と脊椎変形があり，鑑別が必要
※高度の場合，拘束性換気障害が出現

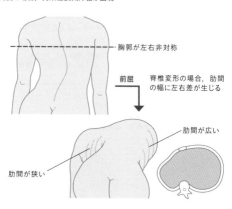

胸郭が左右非対称

前屈　　脊椎変形の場合，肋間の幅に左右差が生じる

肋間が広い

肋間が狭い

脊椎後彎／亀背

原因：胸椎の圧迫骨折など

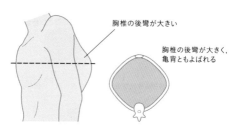

胸椎の後彎が大きい

胸椎の後彎が大きく，亀背ともよばれる

■胸部の触診

ポイント：胸郭拡張の確認，音声振盪法を行う

❶胸郭の拡張

●前面

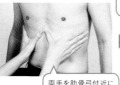

息を大きく
吸ってもらう

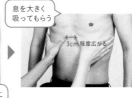

←→3cm程度広がる

両手を肋骨弓付近に
軽く添える

●背面

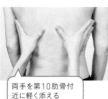

息を大きく
吸ってもらう

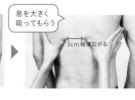

←→3cm程度広がる

両手を第10肋骨付
近に軽く添える

両手を添えて胸郭拡張（広がりの大きさや左右差）を確認する

- 前面からの場合：肋骨弓の下付近に両手を添える
- 背面からの場合：第10肋骨付近（肩甲骨角より少し下部）に両手を添える
- 広がり：左右の母指が対称に3cm程度広がるのが正常

〈異常所見〉

- 左右非対称：胸水や無気肺など（患側の動きが悪くなる）
- 広がりが小さい：肺気腫など

❷音声振盪法の触れ方

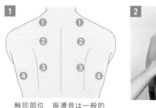

触診部位．振盪音は一般的に数字の順に強い

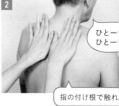

ひとー
ひとー

指の付け根で触れ

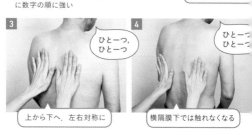

ひとーつ，
ひとーつ

上から下へ．左右対称に

ひとーつ
ひとーつ

横隔膜下では触れなくなる

肩の下に指の付け根を置き，低めの声で「ひとーつ，ひとーつ」と発声してもらい，その響きを触診する．手の位置を下ろしていきながら，振動の左右差を確認する

〈異常所見〉
- 肺炎などの炎症のある部位：音の伝導が強くなるため強く触れる
- 肺気腫や気胸・胸水など：音の伝導が弱くなるため弱く触れる

❸胸壁全体の触診
- 圧痛や皮膚の異常の有無を調べる
- とくに，肺気胸などでは皮下気腫が生じ，雪を踏み潰すようなブツブツといった握雪感を触知することがある

■肺野の打診

ポイント：肺野全体を打診し，横隔膜を評価する

❶肺野全体の打診

前胸部

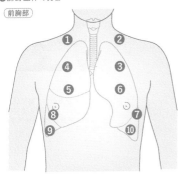

背部

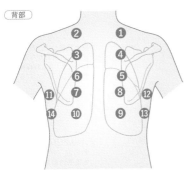

上から下へ，左右差を確認しながら打診する．その際，肋骨・肩甲骨など骨の部位を避けて打診する．正常では，肺野では共鳴音（清音），骨や臓器部分は濁音となる．聴診と併せてアセスメントするとよい

〈異常所見〉
• 過共鳴音（共鳴が亢進した状態）：肺気腫
• 濁音：肺炎，腫瘍部位，無気肺

❷横隔膜の評価

肩甲骨のやや下から下方へ打診していく（共鳴音から濁音に変わる部位が横隔膜の位置）．息を吐き切った時点と大きく息を吸った時点で息を止めてもらい，短時間で打診する．通常は呼気時には第10肋間あたりで，吸気時は呼気時の位置から3〜7cm下方へ下がる

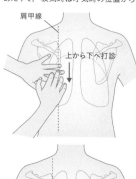

肩甲線

上から下へ打診

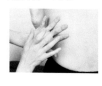

①最大呼気位で，肩甲線上を打診し，清音から濁音に変わる境界（呼気時横隔膜位）を確認して印をつける

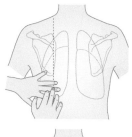

②最大吸気位で，肩甲線上を打診し，清音から濁音に変わる境界（吸気時横隔膜位）を確認して印をつける

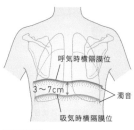

呼気時横隔膜位

3〜7cm

濁音

吸気時横隔膜位

③2つの印の差が横隔膜の可動範囲．呼気時横隔膜位と吸気時横隔膜位の差が3〜7cmなら可動性は正常．左右で同じように行い，左右差を調べる

〈異常所見〉

胸水貯留や肺底部の無気肺では，動きの制限や左右差が認められることがある
- 胸水貯留や無気肺：肺の下界が上昇
- 肺気腫：肺の下界が下降

■肺野の聴診

ポイント：肺の立体像をイメージし，背部からも聴診する

❶呼吸音の領域と聴診部位

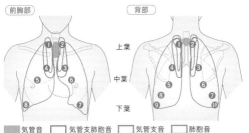

前胸部 | 背部

上葉
中葉
下葉

▨ 気管音　□ 気管支肺胞音　□ 気管支音　□ 肺胞音

前胸部の下葉は範囲が狭いので，下葉の肺胞音を聴くためには背部からも聴診する．同じ高さで，左右差を聴き分けながら聴診するとよい

聴診した呼吸状態を他者に伝えるには言語での共通認識が必要なので，どの異常音であるかを判別する必要がある．「ブーブー」「ギュー」などの擬音ではなく，副雑音の種類を特定して伝えることにより，原因の究明に直結することもある．
YouTubeなどで異常音の例を聴くことができるので，実際に聴き，どのタイミングで聴かれるどうのような音なのかなど理解しておくとよい

❷聴診のポイント

①体位	・前面の聴診 → 座位もしくは仰臥位 ・背面の聴診 → 座位または側臥位
②聴診器の使用方法	・膜式を皮膚にできるだけフィットさせて聴診する ・やせて骨の突出している患者には小児用を用いる
③聴診方法	・可能であれば，大きめの口呼吸を促す ・1か所で呼気と吸気の両方を聴診する
④聴診順序	・上から下へ，左右対称に骨を避けて聴診していく ・前面後面，最低でも4か所ずつは聴診する

〈正常な呼吸音〉

①肺胞呼吸音	・肺野全体で聴取される音，吸気：呼気＝3：1
②気管支肺胞呼吸音	・気管分岐部付近で聴取される音，吸気：呼気＝1：1
③気管（支）呼吸音	・頸部の太い気管部位で聴取される音，吸気：呼気＝2：3

〈異常な呼吸音〉

①呼吸音の減弱・消失	・無気肺，胸水貯留，気胸などを示唆
②呼吸音の増強	・肺炎，肺線維症，腫瘍での健側代償性呼吸などを示唆
③呼気延長	・気管支喘息を示唆
④気管支呼吸音化	・炎症を示唆
⑤副雑音	〈p.21の表参照〉

〈肺音の分類〉

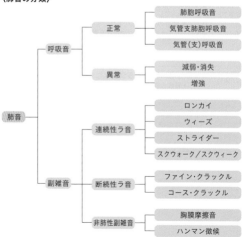

❸副雑音の種類と特徴

	副雑音の種類	音の特徴	原因疾患・病態
連続性ラ音	ロンカイ（類鼾音，いびき音）	・低調な連続性ラ音 ・いびきに似ている音で，主に呼気時に聴かれる	・比較的太い気管支の一部に狭窄がみられるとき ⇒痰などの分泌物貯留，腫瘍などによる気管／気管支狭窄
	ウィーズ（呼気性喘鳴，笛声音）	・ピーピーという高調な連続性ラ音で，主に呼気時に聴かれる	・細い気管支の狭窄があるとき ⇒気管支喘息，腫瘍による気管／気管支狭窄，肺気腫
	ストライダー（吸気性喘鳴）	・クークー，ヒューヒューという高調な連続性ラ音で，主に吸気時に聴かれる	・咽喉頭付近の上気道や気管上部に狭窄があるとき ⇒アレルギー反応，気道軟化症，腫瘍，上気道感染，誤嚥等による上気道／気管上部の狭窄 緊急性高！
	スクウォーク／スクウィーク（単音性喘鳴）	・キューときしむような短く高調な連続性ラ音で，吸気の最後に聴かれる	・部分的に虚脱した気道が再開通したときに生じる気道壁振動音 ⇒間質性肺炎
断続性ラ音	ファイン・クラックル（捻髪音）	・細かい，比較的高調な断続性ラ音で，吸気時に聴かれるのが特徴	・呼気時に液体で満たされた肺胞が吸気時に気流が解放され，プツプツはじけるような音をさせる ⇒うっ血性心不全，肺炎，肺水腫
	コース・クラックル（水泡音）	・低調で荒い断続性ラ音で，吸気時に著明に聴かれる	・液体の中を通過する空気の動きにより生じる音 ⇒肺水腫，うっ血性心不全，肺炎，痰の貯留
非肺性副雑音	胸膜摩擦音	・雪を握ったときのような音で，呼気吸気両方で聴かれる	・臓側と壁側胸膜が擦れる際に生じる摩擦音 ⇒胸膜炎，肺炎随伴性胸水，がんの胸膜播種
	ハンマン徴候	・心臓が収縮するときに聴かれる，クリックするような高調な断続性の音	・肺から漏れ出た空気が心臓に接したときに生じる摩擦音 ⇒縦隔気腫，左気胸

2 腹部のアセスメント

■はじめる前の準備

ポイント：まず問診し，視診→聴診→打診→触診の手順で行う

問診	①食事摂取状況：食欲や摂取量の変化，食事摂取時間や内容・量など ②消化器症状の有無：悪心・嘔吐など ③腹痛の有無：腹痛がある場合は，いつからか，部位，痛みの性質，痛みの増減のタイミング ④排便・排尿：回数，性状，においなど ⑤女性の場合：必要時，妊娠・分娩の既往や可能性 ⑥薬剤使用状況：消化器に影響を与える薬剤の使用状況（消炎剤，アスピリン，ステロイド薬，下剤，泌尿器系薬剤） ⑦既往：消化器，泌尿器，生殖器系の疾患，手術既往の有無と時期やその状況など
体位	・リラックスした仰臥位をとってもらう （座位だと腹壁が緊張してしまう） ・クッションを入れるなどして膝を少し曲げた体勢をとってもらう （腹壁の緊張がとれる） ・両手は体側に置く（力が抜ける）

■腹部の視診

	異常所見
①皮膚の異常，静脈の怒張の有無	・皮膚静脈の怒張・隆起→下大静脈閉塞，肝硬変など ・皮膚の変色，暗紫色の線条→クッシング症候群
②腹部の外形，輪郭 （正常では左右対称）	・腹部の異常な膨隆，腫瘤，不自然な凹凸，陥没，左右非対称
③表面の動き	・過剰な腹部大動脈拍動→腹部大動脈瘤 ・過剰な膨隆・振動→腸閉塞 ※やせ体型では，正常でも腸蠕動や腹部大動脈の拍動が観察されることがある
④臍の位置，色調，形状	・位置の偏移，突出，発赤，滲出物などの炎症所見

■腹部の聴診

	異常所見
①腸蠕動音の確認	• **亢進**：腸炎，消化管出血，腸管不完全閉塞 • **腸音欠如**：麻痺性イレウス，汎腹膜炎 • **金属音**：腸管完全閉塞 緊急性高！ ※1分間聴診してやっと腸音が聞こえる程度の場合は「減弱」と判断する．「腸音欠如」は5分間聴診しても全く腸音が聴かれない場合
②血流音の確認 聴診器のベル式（低音を聴診）を軽く当てて，血管雑音（bruit）の有無を4領域で確認する．正常では腸蠕動音や心音が響いてくる音のみが聴診される	• **血管雑音**（ザーッという雑音）→動脈瘤，血管の狭窄 • **肝臓，脾臓上のコマ音**（静脈性のブンブンという音）→門脈圧亢進

●腹部の聴診領域

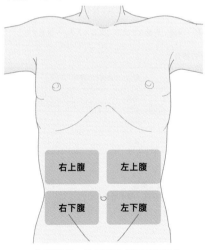

右上腹　　左上腹

右下腹　　左下腹

血管雑音（bruit）の有無を4領域で確認する

23

■腹部の打診

●腹部の打診領域

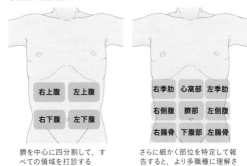

臍を中心に四分割して，すべての領域を打診する

さらに細かく部位を特定して報告すると，より多職種に理解されやすくなる

〈腹部打診の目的〉
①腹部内の臓器や腹腔内の状態，腹水や腫瘤の存在をアセスメントする
②肝臓，脾臓，膵臓，腎臓など腹部内臓器の大きさを推定する

〈正常な腹部打診音〉

腹部の大部分（腸管上）	• 鼓音（筋肉質だと濁音のことも）
肝臓，脾臓などの臓器上	• 濁音
便塊の貯留部位	• 濁音
尿が充満している膀胱上	• 濁音

〈異常所見〉
• 鼓音であるはずの部位で濁音
　→ 臓器腫大，腫瘤の存在，腹水貯留など

■腹部の触診

目的：①正常な位置に臓器が位置しているかどうかの確認，②腫瘍や炎症の有無の確認

方法：効き手の2・3・4指の先を使って，腹部の4領域を臓器の存在をイメージしながら全体的にみていく

	方法	異常所見
①浅い触診から深い触診へ	①指が1〜2cm沈む程度の浅い触診を腹部全体で行い，異常の有無を確認する ②指が4〜5cm沈む深い触診で全体を確認する ※異常所見がみられたら，その部位を細かく把握する	• 圧痛，疼痛，表在性の腫瘤 • 筋性防御→腹腔内の炎症（腹膜炎）の可能性
②反動痛（ブルンベルグ徴候）の確認	①腹痛があるときには反動痛も確認する ②指の2・3・4で垂直に腹壁を押し，素早く指を離す，その後に痛みが生じるかどうかを検査する	反動痛あり→腹腔内の炎症（腹膜炎）の可能性

3 心音のアセスメント

■心臓の位置

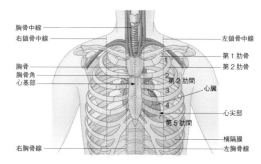

心臓の評価をする際は，必ず身体の中にある心臓や血管をイメージして実践する

- 初回の訪問時や体調変化のあるときに実践する
- 心疾患を既往にもつ患者には定期的に実践して状態を把握する

〈胸骨確認のポイント〉
仰臥位で前胸部胸骨部分にポコッと出ている部分が胸骨角で，そこにつながるのが第2肋骨

■正常な心音

Ⅰ音	房室弁（三尖弁，僧帽弁）が閉鎖する音	心室が収縮して全身に血液を送る
Ⅱ音	動脈弁（肺動脈弁，大動脈弁）が閉鎖する音	心室が弛緩して心臓の中に血液を充満させる

●正常な心音のタイミング

周期	拡張期後期 (充実期)	収縮期前期 (緊張期)	収縮期後期 (駆出期)	拡張期前期 (弛緩期)	拡張期後期 (充実期)
心室	拡張期	収縮期 (0.1秒)	収縮期(0.35秒)	拡張期(0.7秒)	収縮期
心房	拡張期		拡張期(0.45秒)		
心電図	P	R Q S	T	U P	
心音図		I (Ⅰ音)		ⅡA ⅡP	P
弁	房室弁開放	房室弁閉鎖(Ⅰ音)	動脈弁開放	動脈弁閉鎖(Ⅱ音)	房室弁開放

Ⅱ音
・ⅡA、ⅡPはほぼ同時に発生し、1つに聴こえる

27

■心尖拍動の視診

①患者に仰臥位またはファウラー位/セミファウラー位になってもらう
②前胸部を露出させて，視診を行う
③心尖拍動がみえるかどうか，みえた場合はその位置を確認しておく
④正常の場合，第5肋間・左鎖骨中央線上付近でみられることが多い
　（正常でも確認できないことも多い）

■心尖拍動の触診

触診により心尖拍動の位置と触れ幅（心尖拍動を感じる幅）を確認する
※心尖拍動を触知しにくいときは，やや左側臥位にして，心臓を胸壁
　に近づけると触知できる場合がある

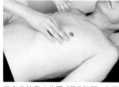 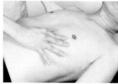

①心尖拍動の位置（第5肋間・左鎖骨中央線付近）を探す

②拍動の触れ幅（心尖拍動を感じる幅）を確認する

正常所見	・心尖拍動の位置：第5肋間・左鎖骨中央線付近 ・触れ幅：指2本分（2cm以内）
異常所見	・心尖拍動の位置が下方・左方にずれている：心肥大，左室拡大の可能性 ・触れ幅2cm以上：心肥大の可能性

■心雑音（スリル）の触診

大動脈弁領域，肺動脈弁領域，三尖弁領域，僧帽弁領域の4か所を，指の付け根付近で触診してスリル（心雑音）の有無を確認する

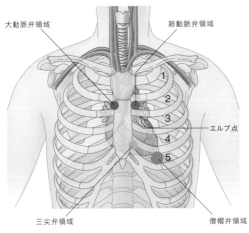

大動脈弁領域

肺動脈弁領域

1
2
3
4
5

エルブ点

三尖弁領域

僧帽弁領域

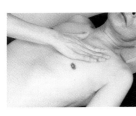

指の付け根付近で触診し，スリル（心雑音）の有無を確認する

正常所見	・振動は触知されず，僧帽弁領域のさらに心尖拍動がある部位のみ拍動を触知する
異常所見	・いずれかでスリルを触知 → 心雑音がある

29

■心音の聴診

●心音の聴こえ方

①正常心音

| Ⅰ音 |

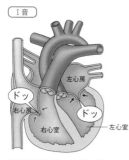

心室収縮開始前，心室圧が心房圧より大きくなると，房室弁が閉じる．このときの音がⅠ音

| Ⅱ音 |

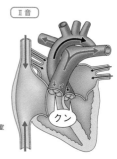

収縮期の終わり（拡張期開始）時に動脈圧が心室圧より大きくなると，動脈弁が閉じる．このときの音がⅡ音

- 心基部ではⅡ音のほうが強く，心尖部にいくにつれてⅠ音のほうが強く聴取される
- 大動脈弁領域→肺動脈弁領域→エルブ点→三尖弁領域→僧帽弁領域という順で聴いていく
- 異常心音は低音なのでベル式でないと聴取できないため，膜式・ベル式両方で聴く

②過剰心音

| Ⅲ音 |

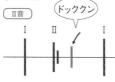

Ⅱ音より0.12～0.18秒遅れて聴こえる低調な音

| Ⅳ音 |

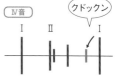

Ⅰ音の直前に聴こえる低調な音

●異常所見

I 音	①亢進：僧帽弁狭窄（左房圧が上昇するため），甲状腺機能亢進症（左室収縮力が増強するため）など ②減弱：僧帽弁閉鎖不全，急性心筋梗塞など左室収縮力の低下 **緊急性高！**
II 音	③亢進：肺動脈圧上昇などの肺高血圧時 ④減弱：大動脈弁狭窄，肺動脈弁狭窄など

過剰心音：I音・II音の分裂，III音，IV音の聴取	
III 音	• II音の後に聴こえる低調な心音で，ベル式でないと聴診できない • 心房からの急速流入期に出現し，心室の拡張期負荷を表しているため，心尖部で最もよく聴取される • 正常でも循環血液量が増加しているときには聴取することがあるが，40代以降でIII音が聴かれる場合は異常 →僧帽弁閉鎖不全，うっ血性心不全，拡張型心筋炎の可能性
IV 音	• 拡張後期に聴かれる低調な心音なので，ベル式でないと聴取できない • 心房から心室への血液の流入に抵抗がかかったとき，急速流入期の血流に出現する →左心室の伸展性が悪い状況（高血圧，肺動脈弁狭窄，大動脈弁狭窄）で出現
心雑音	• 血流に異常があることを示している（正常時は聴取されない） • I音とII音の間か，II音とI音の間，どちらなのかを聴き取り，聴取された部位を記録する • I音とII音の間：収縮期雑音 • II音とI音の間：拡張期雑音 ※雑音が聴取された場合，弁の異常（閉鎖不全や狭窄）が疑われる

引用・参考文献
1) 横山美樹：はじめてのフィジカルアセスメント．メヂカルフレンド社，2015.
2) 古谷伸之編：診察と手技がみえる．vol.1，第2版，メディックメディア，2008.
3) 徳田安春：Dr.徳田のフィジカル診断講座．日本医事新報社，2014.
4) 小西敏郎監：フィジカルアセスメントポケットブックmini．Gakken，2023.
5) 井田奈央：バイタルサインとフィジカルアセスメント．Nursing，44（1）：10-18，2024.

（井田奈央）

Memo

コミュニケーション

1 訪問診療医との連携方法

■ DESC法

重要な伝えたいことを強調し，要点を短時間でわかりやすく伝える手法

D：describe 描写する	・事実（客観的情報）のみを完結的に伝える ・個人的な感情や推測を入れないことが重要
E：express/explain 説明する	・describeした情報に対して感じたことや推測 したことを伝える ・まずはdescribeで事実のみを伝えexplainす る（この順序が大切）
S：suggest/specify 提案する	・提案や相手に対応してもらいたいことを具体的 に伝える ・命令や強制にならないよう，強い表現にならな いよう注意が必要
C：conclude/choose 結論を選択する	・相手がこちらの提案を受け入れた場合と受け 入れなかった場合，両方での選択肢を考えて おく ・受け入れてくれた場合は「ありがとうございます /よろしくお願いします」でよい ・そうでない場合は代替の提案が必要になる． 代替の提案をあらかじめ考えておき，再度 suggestする流れをつくる

事実に基づく確かなアセスメントからくる提案であることを順序だてて話すよ
うに癖づけることで，相手に効率的に物事を伝えることができるようになり，
コミュニケーションがスムーズになる．電話でのやりとりだけでなく，ファッ
クスやメールでやりとりする際も，このDESC法は活用できる

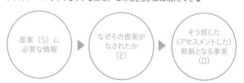

提案（S）に必要な情報 ▶ なぜその提案がなされたか（E） ▶ そう感じた（アセスメントした）根拠となる事実（D）

この流れを遡って考えると，情報はそれほど多くなくてもよいことに気
づく．効率的に最短で重要な情報を伝えるべき場面では，DESC法を
活用するとよい．慣れるまでは，DESCに分けて事前にメモをとってか
ら電話をするとよい

コミュニケーション

2 病院との連携方法

■連絡先と連絡方法の確認

訪問看護側から病院へ利用者の情報を発信することは，病院から訪問看護に発信するよりも難しいため，連絡先と連絡方法を確認する

連絡方法の確認	・在宅医療との連携体制も病院によって全く違うため，あらかじめ連絡方法を確認しておく ・どのようなときに病院に報告相談する必要があるかあらかじめ予測しておき，その際の連絡先を事前に確認しておく
退院してくる利用者の場合	・退院前カンファレンスで連絡方法を確認しておく ・カンファレンスの機会がない場合：訪問看護指示書の「緊急時の連絡先」を確認し，記載情報が不十分な場合は病院側に確認する
入退院直後の利用者の場合	・医療連携室などの退院支援看護師やMSW（医療ソーシャルワーカー）が窓口となることが多い
指示書の記載内容についての問い合わせの場合	・文書センターを設けている機関は文書センターに確認する ・医事課が担当のことも多い
利用者の急な体調の変化に関する場合	・かかっている外来に問い合わせる ・利用者のもつ疾患の専門分野の認定看護師がいる場合，認定看護師に直接相談できるシステムのある医療機関もある ・夜間：その病院の救急センターに相談する

■訪問看護報告書のコツ

・訪問看護師は，定期的に訪問看護報告書を医師に提出する
・報告書は1か月分の情報をまとめて報告するものだが，簡潔かつ重要な部分をわかりやすくしておく
・以下のように，項目に分けて報告内容をまとめるとよい

| 呼吸状態 | 循環動態 | 飲食摂取状況 | 排泄状況 |

| 活動・睡眠状況 | 精神状態 | 皮膚状態 |

・医師に必ず目に入れてほしい箇所にはマーカーを引いて色づけしたり，褥瘡の状態を確認してもらうために写真を添付するとよい
・利用者の外来通院時に手紙を持って行ってもらい，診察室で読んでもらい，返事をその場で書いてもらうようにお願いすることもある

コミュニケーション

3 ケアマネジャーとの連携方法

■連携方法のポイント

医療用語の略語に注意	・在宅領域では，介護職と連携をとる機会がかなり多い ・ケアマネジャーは，医療知識の豊富な方は多くないため，医療職以外でも理解できるような言葉をチョイスするように心がける ・その施設だけで使われている略語も多く，「意味がよくわからないけど聞き返せない……」という状況をつくっている可能性もあるため注意する
認識齟齬をなくすための方法	・「とある事象が起きた」→「この対応をした」という流れは，他職種には理解できないことも多い ・したがって，「とある事象が起きた」→「なぜ起きたか・なぜこうするのか」→「この対応をした」という根拠を加えて話す ・自分のもつ知識をすべてのスタッフが共通してもっているわけではないことを，常日頃から意識して多職種連携をはかる（この認識は家族や利用者本人とかかわる際も必要） ・顔を合わせて話し合うことも重要．必要性を感じた場合は，看護師からサービス担当者会議の開催を提案するとよい
事業所間の申し送りの効率化	・ICT連携ツールを活用する ・利用者自身や家族もICT連携ツールに参加し，直接的なやりとりをすることも有用（個人情報が守られる環境であることと，利用者と家族からの了解が得られている環境下で活用する） ・訪問先に連携ノートやチェックリストを作成し，そこに書き込むことで連携する方法も以前から多用されている ・状況に合わせ，効率的に情報共有できる手段で連携する

> 共通言語で話せる人こそ
> 本当のプロフェッショナル

●認識齟齬をなくすための方法〈例〉

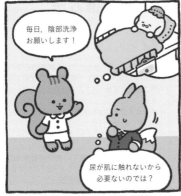

ケアマネジャーなどに、「尿カテーテルを留置したから毎日、陰部洗浄お願いします」と説明をしたが、「尿が肌に触れないから必要ない」と思われてしまった

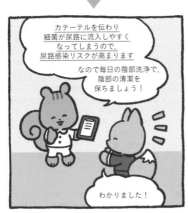

「尿カテーテル留置により、細菌がカテーテルを伝わり尿路に流入しやすくなり、尿路感染リスクが高まるため、毎日の陰部洗浄での保清が必要」と説明する

家族との連携方法

■連携方法のポイント

家族のなかの役割を把握する	• 利用者の介護に当たっている家族の心身の健康状態やQOLも配慮して看護計画を立案する
	• 本人とその家族1人1人の役割が何なのかを把握する
	• サービス介入により家族の役割が奪われたと感じられてしまうと，その人の生きがいや家の中でのポジションを奪ってしまうことにつながるので注意する
	• 過度な負担をかけすぎて心身の健康やその人の人生に負の影響が及んでしまうことにも注意する
	• 「家族の1人だけに負担が偏っていないか」も注意してみていく
	• 以下の調整を行う ①家族構成を把握する ②家族個々の介護負担の可能な範囲を把握する（仕事の状況，健康状態，要介護者への思い，経済状況など） ③本人と家族の意向を把握する（家族に介護をしてもらいたいか，家族はどこまで援助したいと思っているかなど） ④家族の介護とサービス利用の調整をはかる
家族の生活や意思を軽視しない	• 訪問看護師は利用者の味方であると同時に，家族の味方でもあることを意識する
	• 看護師からみて満足のいく介護ができていなくても，まずは介護者（家族）を労り，利用者とその家族のよりよい生活を実現するために相談にのり，よりよくするための案を利用者，家族，多職種で一緒に考えていく
	• 基本的には利用者を中心として物事を考えていくが，家族などその人をとりまく人々の生活や意思も軽視してはいけない
意思決定支援で大切なこと	• 基盤は「本人の選択と本人・家族の心構え」
	• 意思決定権は利用者本人にある
	• 利用者を取り巻く人々の意思も尊重すべき
	• どのような選択でも支える姿勢をみせることが大切

● 意思決定支援で大切なこと

- 意思決定権は利用者本人にある
- 利用者を取り巻く人々の意思も尊重すべき

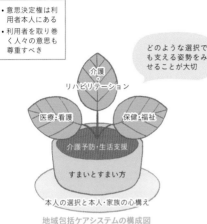

どのような選択でも支える姿勢をみせることが大切

介護・リハビリテーション

医療・看護　　保健・福祉

介護予防・生活支援

すまいとすまい方

本人の選択と本人・家族の心構え

地域包括ケアシステムの構成図

文献1）より転載

引用・参考文献
1) 地域包括研究会：地域包括ケアシステムと地域マネジメント，平成27年度厚生労働省老人保健健康増進等事業，2016.
2) 兼児敏浩編著："やさしい" 臨床倫理フレームワーク——困ったとき，現場で役立つ3つの視点，メディカ出版，2018.
3) 久保田康司：使う！ロジカル・シンキング——「結局，何が言いたいの？」と言わせない最強の伝え方，日本実業出版社，2021.
4) 井田奈央：コミュニケーション，Nursing，44（1）：10-18，2024.

（井田奈央）

Memo

第 **4** 章

緩和ケア

緩和ケア

疼痛コントロール

■全人的苦痛（トータルペイン）

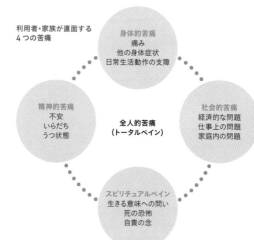

利用者・家族が直面する4つの苦痛

身体的苦痛
痛み
他の身体症状
日常生活動作の支障

精神的苦痛
不安
いらだち
うつ状態

全人的苦痛
（トータルペイン）

社会的苦痛
経済的な問題
仕事上の問題
家庭内の問題

スピリチュアルペイン
生きる意味への問い
死の恐怖
自責の念

- 「痛み」は身体的な要素だけではなく，精神的・社会的・スピリチュアルの側面が相互に影響し合って引き起こされる
- 全人的苦痛の視点とは，これらの要素の単体に焦点を当てることではなく，利用者その人全体をとらえることである
- 疼痛緩和においても，単に身体的な痛みだけをとらえるのではなく，全人的苦痛の視点をもってとらえる必要がある

〈痛みとは〉

- 国際疼痛学会による痛みの定義は2020年に改訂され，日本疼痛学会による日本語訳によると，「実際の組織損傷もしくは組織損傷が起こりうる状態に付随する，あるいはそれに似た，感覚かつ情動の不快な体験」[2]と定義されている
- 痛みは主観的なものであることがポイントで，私たち看護師は，疼痛緩和のために利用者の主観的な感覚である痛みについて知る必要がある

■痛みの病態による分類

分類	侵害受容性疼痛		神経障害性疼痛
	体性痛	内臓痛	
障害部位	• 皮膚, 骨, 関節, 筋肉, 結合組織などの体性組織	• 食道, 小腸, 大腸などの管腔臓器 • 肝臓, 腎臓などの被膜をもつ固形臓器	• 末梢神経, 脊髄神経, 視床, 大脳（痛みの伝達路）
侵害刺激	• 切る, 刺す, 叩くなどの機械的刺激	• 管腔臓器の内圧上昇 • 臓器被膜の急激な伸展 • 臓器局所および周囲の炎症	• 神経の圧迫, 断裂
例	• 骨転移に伴う骨破壊 • 体性組織の創傷 • 筋膜や筋骨格の炎症	• がん浸潤による食道, 大腸などの通過障害 • 肝臓の腫瘍破裂など急激な被膜伸展	• がんの神経根や神経叢といった末梢神経浸潤 • 脊椎転移の硬膜外浸潤, 脊髄圧迫 • 化学療法・放射線治療による神経障害
痛みの特徴	• うずくような, 鋭い, 拍動するような痛み • 局在が明瞭な持続痛が体動に伴って悪化する	• 深く絞られるような, 押されるような痛み • 局在が不明瞭	• 障害神経支配領域のしびれ感を伴う痛み • 電気が走るような痛み
鎮痛薬の効果	• 非オピオイド鎮痛薬, オピオイドが有効 • 廃用による痛みへの効果は限定的	• 非オピオイド鎮痛薬, オピオイドが有効だが, 消化管の通過障害による痛みへの効果は限定的	• 鎮痛薬の効果が乏しいときには, 鎮痛補助薬の併用が効果的な場合がある

日本緩和医療学会ガイドライン統括委員会編：がん疼痛の薬物療法に関するガイドライン 2020年版. p.23, 金原出版, 2020. より転載

• 神経障害性疼痛は鎮痛薬での疼痛緩和には限界があり, 鎮痛補助薬の併用が推奨されているため, 痛みの原因を探り, 適切な薬剤を使用することが必要
• がん患者や高齢者は侵害受容性疼痛と神経障害性疼痛が混在していることがあるため, 複数の薬剤を併用することもある

■疼痛緩和の目的（WHO方式がん疼痛治療法）

第1目標	疼痛のない夜間睡眠を確保する
第2目標	安静時の疼痛を消失する
第3目標	体動時の疼痛を消失する

- 在宅の疼痛緩和においては，段階的に実現可能な目標を設定する
- この目標を，利用者，家族，それを支える多職種で共有し目標を一致させる

■痛みのアセスメント

●主観的な痛みの評価：利用者がどのように知覚しているか聴取する

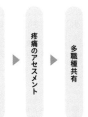

①いつから痛いのか
②どこが痛いのか
③どのように痛いのか
④どの程度痛いのか
⑤持続しているのか，波があるのか
⑥痛みの増悪因子や緩和因子はあるのか
⑦日常生活への影響
⑧現在の治療による効果と有害事象

→ 疼痛のアセスメント → 多職種共有

●痛みのメカニズム

- 機械的・化学的・温度などの刺激を末梢神経系で電気信号に変換して，脊髄後角を経て脳へと送られ，痛みとして知覚する．これを上行性疼痛伝導系という
- それとは別に，脳幹部から脊髄後角に下行し，痛みの伝達にブレーキをかける下行性疼痛抑制系がある
- 疼痛緩和に用いられる薬剤は，痛みの伝達する経路を抑制するものや，痛みを抑制する経路を賦活するものがあり，これらの作用により疼痛緩和をはかっている

●痛みの評価スケール

①視覚的アナログスケール（VAS）

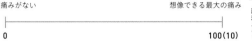

痛みがない　　　　　　　　　　　　　想像できる最大の痛み

0　　　　　　　　　　　　　　　　　　100（10）

②数値的評価スケール（NRS）

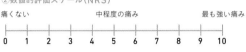

痛くない　　　　　　　中程度の痛み　　　　　最も強い痛み

0　1　2　3　4　5　6　7　8　9　10

③表情尺度スケール（FRS）

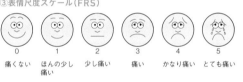

0	1	2	3	4	5
痛くない	ほんの少し痛い	少し痛い	痛い	かなり痛い	とても痛い

●自宅に戻ってから疼痛が増強する利用者への対応

要因	・入院中はベッドからトイレの短距離の歩行か車椅子での移動だけだったが、自宅に戻りベッドからトイレや風呂への歩行など、入院中よりも移動距離が長くなったり、階段や段差という障害がある生活により疼痛が増強していると考えられる ・医療機関を退院したことによって、「身近にすぐに駆けつけてくれる医療従事者がいない」という緊張と不安から疼痛が増強していることも考えられる
対応	・在宅看護においては、利用者の生活する環境はさまざまであり、とくに個別性を重視した疼痛緩和が必要 ・利用者と家族の生活状況を考慮した環境整備や、頼れる存在と認識してもらえるような関係構築も必要 ・多職種で情報共有し、必要なサービスにつなげる

■薬物療法による疼痛緩和

❶鎮痛薬使用の4原則

①経口投与を 基本とする	・経口投与は簡便かつ容量調節が容易で，経済的にも望ましい ・しかし，内服が困難な場合は，持続皮下・静脈内投与や経皮吸収製剤など，利用者にとって適切な投与経路を選択する
②時刻を決めて 規則正しく	・鎮痛薬は一定の時間間隔で規則正しく使用する ・定時鎮痛薬を使用しても症状緩和が不十分な場合や病状の進行で痛みが増強したとき，また突出痛に対して使用できるレスキュードーズを必ず準備しておく ・血中濃度を安定させQOLの向上を目指す
③利用者ごとの 個別の量で	・鎮痛薬の効果や必要量には個人差があるため，最少量で最大の鎮痛効果が得られる用量を調節する ・鎮痛効果と副作用を定期的に評価し調整する
④そのうえで 細かい配慮を	・痛みや鎮痛薬の身体・心理・社会的苦痛への影響にも注意をはらい対処する ・利用者の鎮痛薬に対する拒否感や副作用に適切に対処する ・痛みの日常生活への影響が最小限になるように，レスキュードーズやケアの工夫などを十分に説明する[3]

以前は，4原則ではなく5原則で，「除痛ラダーに沿って効力の順に」という項目が削除された．これは，より個別性を重視した疼痛緩和が必要であり，重要視されるようになったといえる．以前は，階段を上っていく方式だったのが，現在はエレベーター方式になったと考えると理解しやすい

❷使用する主な鎮痛薬

①鎮痛薬	NSAIDs，アセトアミノフェン，オピオイド
②鎮痛補助薬	抗うつ薬，抗痙攣薬，抗不整脈薬，コルチコステロイド，ビスホスホネート，NMDA受容体拮抗薬

●WHO方式三段階除痛（鎮痛）ラダー

●強オピオイド
モルヒネ・オキシコドン・フェンタニル・タペンタドール
⇒これらで症状管理困難な場合はメサドンを使用する
- 鎮痛薬使用基本5原則に則って
- 副作用対策怠らず
- 自信をもって説明し処方する

●弱オピオイド
コデイン・トラマドール
オピオイドに抵抗感をもつ患者には使用しやすい

●NSAIDs・
アセトアミノフェン
副作用対策忘れずに（NSAIDs：腎臓機能障害，胃腸障害など，アセトアミノフェン：肝障害など）
オピオイドと作用機序が異なるため副作用がない限りオピオイドと併用する：有効限界あり

第1段階	第2段階	第3段階

鎮痛補助薬・放射線治療・神経ブロックなどは適応があればどの段階でも開始する

●鎮痛補助薬の使い分け（目安）

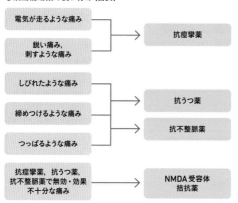

さまざまな鎮痛補助薬が苦痛緩和のために用いられているが，どの鎮痛補助薬を用いるかの目安として参考となる．一般的には，ステロイド薬とこれらを併用することが多い．これらの薬は，三段階除痛ラダーのなかで，どのステージでも使用開始できる

文献6）より転載

●主なオピオイドの特徴と注意点

オキシコドン

特徴 腎機能が低下していても使用しやすい

注意点 他薬剤との相互作用に注意が必要

〈定時〉	〈レスキュー〉	〈注射〉
オキシコンチン錠 オキシコドン徐放錠	オキノーム散	オキファスト注

フェンタニル

特徴 腎機能が低下していても使用しやすい

注意点 呼吸抑制を生じるリスクがある

> 唾液が少ないと吸収されづらい

〈定時〉	〈レスキュー〉	〈注射〉
フェントステープ デュロテップMTパッチ	アブストラル舌下錠	フェンタニル注射液

モルヒネ

特徴 呼吸困難のある利用者に使用できる

注意点 腎障害があると使用できないことがある

> 便秘があると効果が減弱することも

〈定時〉	〈レスキュー〉	〈注射〉
MSコンチン錠 モルペス細粒	オプソ内服液 アンペック坐剤	モルヒネ塩酸塩注射液

ヒドロモルフォン

特徴 1日1回の内服でよい（定時薬）
経口でも低容量で開始できる

注意点 定時もレスキューも錠剤なので間違えないこと

〈定時〉	〈レスキュー〉
ナルサス徐放錠	ナルラピド錠

●代表的な鎮痛補助薬①

分類	一般名	商品名	特徴および注意点
抗痙攣薬	プレガバリン	リリカ	150mg/日（分2）から開始して300〜600mg/日まで増量可能．腎機能障害時に用量調節する
	クロナゼパム	ランドセン	就寝時に0.5mgの服用から開始する．効果を確かめながら0.5mgずつ増量する．最大2mg/回くらいまで投与が可能
	ガバペンチン	ガバペン	開始時は200mg/日を就寝前に投与．1〜3日ごとに眠気のない範囲で400mg分2から600mg分2のように増量し，2,400mg/日まで投与可能
抗うつ薬	アミトリプチリン塩酸塩	トリプタノール	三環系抗うつ薬で，強い鎮静作用がある．うつ状態の有無に関係なく痛みに対して用いる．即効性があり，早ければ内服開始当日から痛みが激減することもある．副作用として口渇があるが，白虎加人参湯が有効なことがある．ふらつきが出現することがあるため，転倒に注意する
	デュロキセチン塩酸塩	サインバルタ	SNRI抗うつ薬．20mg/日から開始して1週間後に40〜60mg/日まで増量可能
ステロイド薬	ベタメタゾン	リンデロン	抗炎症効果が高く，がん性疼痛治療のほか，全身倦怠感や呼吸困難感の緩和でも使用する．内服でも注射でも効果は同じように発現する．使用しているあいだは副作用である消化性潰瘍に注意する．副作用の予防対策として，タケプロン（ランソプラゾール）15mgなど，胃からの酸の産生を抑制するプロトンポンプ阻害薬を併用する

文献6）より転載

●代表的な鎮痛補助薬②

分類	一般名	商品名	特徴および注意点
抗不整脈薬	リドカイン塩酸塩	静注用キシロカイン2%	生理食塩液50mLに溶解して点滴静注するか，原液を持続皮下注射で投与する 「本剤1アンプル＋生理食塩液50mLを30〜40分かけて緩徐に点滴静注」または「本剤2アンプルを0.4mL/時で持続皮下注射」．副作用として眠気が出現するため，就寝前から使用すると安眠できてよい．また実際には注射用のNSAIDsであるロピオン（フルルビプロフェンアキセチル）の点滴注射を併用することが多い．ロピオン「1アンプル＋生理食塩液50mL」点滴静注．本剤とロピオンの点滴静注を1セットとして，1日2〜3セット実施するとよい．とくに終末期で持続輸液量を極力減量したい際に，生理食塩液として200〜300mL輸液できるため，利用価値が高い
	メキシレチン塩酸塩	メキシチール	300mg/日（分3）で開始して，維持量として450mg/日まで可能
NMDA受容体拮抗薬	ケタミン塩酸塩	ケタラール静注用200mg	副作用（悪夢，混乱など）を避けるために少量から使用開始する．本剤10mL＋リンデロン（2mg/mL）0.25mL，全量10.25mLを持続皮下注射して使用する 0.05mL/時　12mg/24時間 0.10mL/時　24mg/24時間 0.15mL/時　36mg/24時間 0.20mL/時　48mg/24時間 0.25mL/時　60mg/24時間 そのあとは，12〜24mg/24時間で増量する．増量途中で痛みが十分に緩和されたならば，その時点で増量を中止する（リンデロンはケタラールによる皮膚の硬結・発赤を予防する目的で混注）

文献6）より転載

●オピオイドを選択するときのポイント

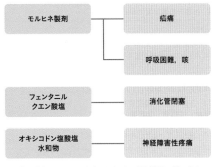

モルヒネ製剤	─┬─	疝痛
	└─	呼吸困難，咳
フェンタニルクエン酸塩	──	消化管閉塞
オキシコドン塩酸塩水和物	──	神経障害性疼痛

どの薬を選択するかは，オピオイドのもつ薬理作用の違いから，その患者の痛みの特徴を考慮して選択する

文献6)より転載

❸使用する主な鎮痛ポンプ

●PCAの携帯型輸液ポンプ

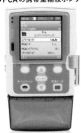

CADD-Solis
（スミスメディカル・ジャパン）

●持続注入ポンプタイプ

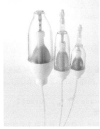

アキュフューザー
（クリエートメディック）

- 在宅では，経口摂取が困難な場合は，自己調節鎮痛法（PCA）ポンプや持続注入ポンプを用いたモルヒネの持続皮下注射やフェンタニルがよく使用される
- PCAでは，レスキュードーズ回数をみて，現状の疼痛緩和が適正かアセスメントする
- アキュフューザーでは，バルーンの中に薬液を充填し，バルーンが縮む圧力で薬液を注入する

❹副作用の観察

在宅看護：疼痛の急激な変化が起こりうる

↓

- オピオイドの調整やスイッチングがたびたび必要になる
- 副作用により新たな苦痛が生まれてしまう可能性がある

↓

副作用症状の観察が重要

〈オピオイドに代表される副作用〉
①便秘　②嘔気　③眠気
※オピオイドの種類によって頻度が高い副作用が異なるの
　で，使用しているオピオイドの副作用を調べておく．

↓

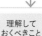理解して
おくべきこと
①オピオイドの等価換算表
②貼付薬と内服薬の切り替え法
③多職種で共有できる副作用の評価法

↓

①医師へのコンサルテーションが円滑になり，多職種での情報共
　有がスムーズになる
②疼痛緩和が不十分な際に早期に対応することができる

副作用のグレード

訪問看護師は，医師と直接顔を合わせて情報共有する時間が少ない
ため，共通の評価を用いることにより，認識の誤差を防ぐことができる

Grade 1	Grade 2	Grade 3	Grade 4
●便秘			
不定期または間欠的な症状；便軟化薬/緩下薬/食事の工夫/浣腸を不定期に使用	緩下薬または浣腸の定期的使用を要する持続的症状；身の回り以外の日常生活動作の制限	摘便を要する頑固な便秘；身の回りの日常生活動作の制限	生命を脅かす；緊急処置を要する
●倦怠感			
だるさがある，または元気がない	身の回り以外の日常生活動作を制限するだるさがある，または元気がない状態	身の回りの日常生活動作を制限するだるさがある，または元気がない状態	生命を脅かす

●オピオイドの等価換算表

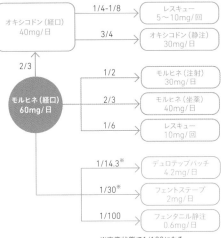

※定常状態で1/100になる

	Grade 1	Grade 2	Grade 3	Grade 4
●悪心	摂食習慣に影響のない食欲低下	顕著な体重減少、脱水または栄養失調を伴わない経口摂取量の減少	カロリーや水分が不十分;経管栄養/TPN/入院を要する	—
●嘔吐	治療を要さない	外来での静脈内輸液を要する;内科的治療を要する	経管栄養/TPN/入院を要する	生命を脅かす
●傾眠	普段より傾眠/眠気があるが軽度	中等度の鎮静;身の回り以外の日常生活動作の制限	鈍麻/混迷	生命を脅かす;緊急処置を要する

有害事象共通用語規準 v5.0 日本語訳 JCOG版より引用、改変
JCOGホームページ http://www.jcog.jp/

■疼痛緩和における看護ケア

> case
> 安静時・体動時に
> 下腹部痛を訴えた利用者

利用者　50歳代，男性．両親と3人暮らし．

受診後の経過

　食欲不振と腹痛で病院を受診し，直腸がん，腹膜播種，肺転移がみつかるが，それ以降の精査はしなかった．

　利用者の「治療はせずに自宅で過ごしたい」という思いと，家族の「それをサポートしたい」という思いがあり，自宅へ急遽退院される．仕事は退職した．主介護者は母．

痛みの経過

　安静時に下腹部に鈍痛があり，横を向くなどの体動で増強．ベッドからトイレへの歩行時に息が上がり，腹痛が増強する．入院中は痛みの訴えは少なく，頓服のオキノーム5mgの処方のみ．

利用者の言動

　利用者から，「両親に頼りっぱなし．何のために生きているのでしょうか」との発言もあり．

　また，「入院中から医療者や両親以外と会うことがなく，社会から断絶された感じがします．ふとしたときに，病気がどんどん進行する感じがして不安になります」との発言が聞かれる．「そのようなことを考え始めると，痛みが増強するような気がする」とのこと．

ポイント

①利用者・家族の思い（「本当はこうしたい」「このようなことはしたくない」などの思い）に耳を傾けることによって，本人の意向を尊重した生活の質を向上させるための看護ケアにつなげる

②「ただ傍らにいて寄り添いたい」という姿勢で向き合うこと自体も重要な看護ケアになる

③看護師が訪問していない時間も疼痛緩和ができるよう働きかけるため，利用者・家族・多職種での情報共有や指導も重要となる

❶4側面のアセスメント

	利用者の言動（例）
①身体面	安静時・体動時に下腹部痛があります
②精神面	治療をやめてしまったから，病気がどんどん進行する感じがして不安になります
③社会面	入院中から医療者と両親以外と会うことがなく，社会から断絶された感じがします
④スピリチュアル面	両親に頼りっぱなし，何のために生きているのでしょうか

❷その他のアセスメント・ケア

①現状の薬物治療のアセスメント	• 鎮痛薬使用の4原則に則って，「そもそも経口からの内服が適切なのか」をアセスメントする • 適切な薬剤を効果的に使用するために，個別性に合わせた鎮痛薬の選択ができるよう，多職種に働きかける • 在宅では，疼痛の原因を精査していない利用者も多くおり，退院後からがん浸潤や転移が起こっている可能性もあるため，広い視野でアセスメントする
②体位や移動時などのケア	• 利用者が「疼痛が緩和している」と感じることができる体位がある場合は，訪問時にその体位に整えること • 利用者や家族，介護福祉士などの多職種にも安楽な姿勢について情報共有し，看護師がいないときにもできる限り安楽に過ごせるよう指導していく • トイレ歩行の導線に障害になるものがあれば，取り除いたり移動したりしてスムーズな移動ができるようにする • 横を向くなどの体動で疼痛増強がある場合は，右側なのか左側なのか確認し，できるだけ疼痛が増強しない方向から起居動作ができるようベッドの配置を考え，必要時は福祉用具に働きかける • 利用者が安楽に過ごせるような環境整備を行う，安楽に感じることができる足浴などのケアや，苦痛を伴う看護ケアが「いま必要な看護ケアなのか」と見直す

意思決定支援

■病いの軌跡（Illness Trajectories）

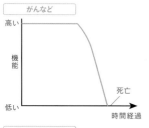

がんなど

高い

機能

低い

死亡

時間経過

比較的長い間機能は保たれ，最後の2か月くらいで急速に機能が低下する

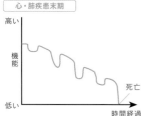

心・肺疾患末期

高い

機能

低い

死亡

時間経過

急性増悪を繰り返しながら，徐々に機能が低下し，最後は比較的急に低下する

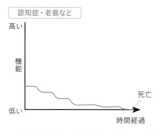

認知症・老衰など

高い

機能

低い

死亡

時間経過

機能が低下した状態が長く続き，ゆっくりと徐々にさらに機能が低下する

Lynn J: Serving patients who may die soon and their families. JAMA, 285: 925-932,
2001（篠田知子訳）
勇美記念財団：在宅医療推進のための会（実践編）報告書, p.170, 2006. より引用・改変

■意思決定支援の必要性

 がん患者

ある時点から急激に機能が低下し，機能低下しはじめてからは意思表示が困難になる

 心・肺疾患末期患者

増悪と改善を繰り返しながら比較的急に機能が低下するため，利用者・家族も「またよくなるだろう」という思いをもちやすく，医療者も予後予測がしづらい

 認知症・老衰などの患者

徐々に機能が低下するが，規則性がなく予後予測がしづらい

↓

- 症状が悪化し意思表示ができなくなってしまってからでは利用者の意思を確認できない
- 利用者の意向に沿った，その人らしい生活ができているのかわからないまま最期を迎える可能性がある
- 遺族が「これでよかったのか」とずっとつらい思いを抱えることになったり，利用者を支える私たちの苦しみになることもある

↓

意思決定支援を行わないと利用者の意向に沿ったその人らしい最期が迎えられない可能性がある

↓

看護師は利用者への意思決定支援を行っていく必要がある

- 現在の日本は高齢化の進展により少子超高齢社会，多死社会であり，年間死亡者数は増加の一途をたどっている
- 高齢者が最期を迎える場所は，医療機関から自宅や介護施設などに移行している．療養や生活の場も価値観も多様化しているなかで，利用者がその人らしい過ごし方をするためには意思決定支援が重要になり，国をあげて推進されている

■意思決定支援の流れ

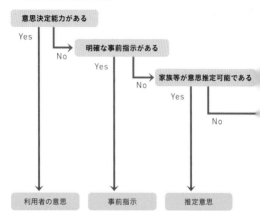

意思決定能力がある

Yes

No

明確な事前指示がある

Yes

No

家族等が意思推定可能である

Yes

No

利用者の意思

事前指示

推定意思

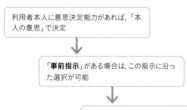

利用者本人に意思決定能力があれば,「本人の意思」で決定

「**事前指示**」がある場合は, この指示に沿った選択が可能

その人のことをよく知る家族などに, "この人の意思決定能力がしっかりあったとしたらどういう選択をするだろうか"という「**推定意思**」を聞く

〈注意点〉
- 決して家族の意思を聞いているわけではない
- 利用者本人の意思と家族の意思は, 別々のものとして聴取していかなくてはいけない
- 推定意思を聞き取れれば, その意思を尊重できる

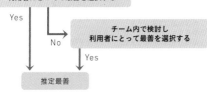

家族等とチームで検討し
利用者にとっての最善を選択する

Yes

No

チーム内で検討し
利用者にとって最善を選択する

Yes

推定最善

兼児敏浩編著:患者・家族の意思決定, 現場の判断を支える"やさしい"臨床倫理フレームワーク,
p.35, メディカ出版, 2018. より転載

チームで話し合って「最善の選択」をしていく

利用者本人の意思を明確にすることができたとしても,
その意思を遂行するにあたり, さまざまな問題が生じたとき
(たとえば, 本人が「家に帰りたい」といっても家族が難色を示したとき)

• チームで再び話し合う
• 話し合いは, 合意(意思が一致すること)の形成を目的とする
• 話し合いを進めるにあたり, 以下の4点を意識する

　①医療者から十分な情報提供がなされているか
　②「利用者の意思」をもとに話し合いがなされているか
　③利用者と関係者(家族等)が示す意思の理由が明確か
　④利益相反がどこにあるか明確か
　※あることが一方の利益になる反面, 他方の不利益になるようなことを
　　「利益相反」という

■アドバンス・ケア・プランニング（ACP）

定義	人生の最終段階における医療・ケアについて，本人が家族等や医療・ケアチームと事前に繰り返し話し合うプロセス • 利用者の同意のもと，話し合いの結果が記述され，定期的に見直され，ケアにかかわる人々のなかで共有されることが望ましい
目的	〈見直し〉〈繰り返し話し合う〉というプロセスによって共有することによって，ADにおいて生じていたジレンマの改善をはかる
概念	①人の気持ちは変わるので繰り返し行うこと ②本人・家族・それを支える多職種で話し合い価値観を共有することによって，予測できなかった複雑な状況になっても本人の価値観を考え尊重した最期を過ごすようサポートできるという考え方
内容	①病状の認識を確かめる ②療養や生活での不安・疑問を尋ねる ③療養や生活のなかで大切にしたいことを尋ねる　　繰り返し話し合い ④治療の選択を尋ね，最善の選択を支援する　　　患者の価値観を ⑤代理決定者を選定する　　　　　　　　　　　　　　共有する

●ACPができた経緯

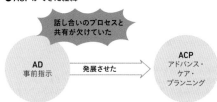

話し合いのプロセスと
共有が欠けていた

AD
事前指示

→ 発展させた →

ACP
アドバンス・
ケア・
プランニング

AD：判断能力を失った際に自分に行われるケアや治療に関する意向を事前に意思表示すること（自分の意思のみ）
　　①本人の意向と家族・医療従事者が考える最善が一致しない
　　②将来の状況を予測することが困難

AD	その人の意向を表明すること（その人個人で成り立つもの）
ACP	利用者・家族などの代理決定者，それを支える多職種が話し合うことで多数がかかわる話し合いのプロセス

ACP：advance care planning，アドバンス・ケア・プランニング
AD：advance directive，事前指示

■在宅における意思決定支援

●在宅ケアにかかわる主な職種

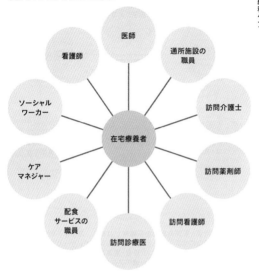

病院とは異なり，それぞれの職種は異なった事業所に所属していることがほとんどなので，頻繁に顔を合わせることはないが，定期的に多職種が話し合う機会がある

病院から自宅へ退院する患者の場合	退院前カンファレンスを行う
介護保険を利用する患者の場合	サービス担当者会議を行う ケアマネジャーが付き，利用者・家族の意向を聴取し，退院後にどのようなサービスが必要かが記載されたケアプランを作成する

●サービス担当者会議

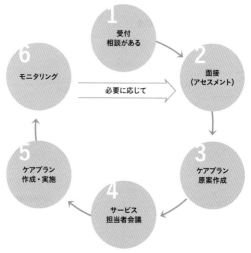

利用者・家族の意向を多職種が共有し，目標を一致させ
退院後のサポートを行う．その後も定期的にサービス担当
者会議を行い，そのつど患者・家族の意向を伺い，サポー
トを継続していく（この一連のプロセスがACPとなる）

■多職種の情報の共有

- 在宅看護においては，それぞれの職種がもっている利用者・家族の
  状態を積極的に共有することが必要
- 退院前カンファレンスやサービス担当者会議だけではなく，通所施
  設の連絡ノート，電話やFAXを用いて積極的に多職種と情報共有
  し，多職種連携できるようにすることが，在宅での意思決定支援に
  おいて看護師の重要な役割である

引用・参考文献

1) 恒藤暁：緩和ケアの現状と展望，系統看護学講座 別巻 緩和ケア(恒藤暁，田村恵子編)，p.9，医学書院，2020.
2) 日本疼痛学会理事会：改訂版「痛みの定義：IASP」の意義とその日本語訳について.
https://www.jspc.gr.jp/pdf/iasp.pdf (2023年10月閲覧)
3) 日本ペインクリニック学会：WHO方式三段階鎮痛法.
https://www.jspc.gr.jp/igakusei/igakusei_keywho.html (2023年10月閲覧)
4) 新幡智子：全人的ケアの実践──身体的ケア，系統看護学講座 別巻 緩和ケア(恒藤暁，田村恵子編)，p.80-90，医学書院，2020.
5) 田上恵太，中川貴之：がん疼痛，専門家をめざす人のための緩和医療学(日本緩和医療学会編)，改訂第2版，p.60-85，南江堂，2020.
6) 中原保裕：がん治療薬──がん性疼痛治療薬，処方がわかる医療薬理学2022-2023，第12版，p.328-335，学研メディカル秀潤社，2022.
7) 日本緩和医療学会：医師に対する緩和ケア教育プログラム(PEACE).
8) 木澤義之：アドバンス・ケア・プランニング──命の終わりについて話し合いを始める，第1回 人生の最終段階における医療の普及・啓発の在り方に関する検討会，厚生労働省，2017.
https://www.mhlw.go.jp/file/05-Shingikai-10801000-Iseikyoku-Soumuka/0000173561.pdf (2023年10月閲覧)
9) 東京都保健医療局：ACPってこんなに大事──各専門家の立場から.
https://www.hokeniryo.metro.tokyo.lg.jp/iryo/iryo_hoken/zaitakuryouyou/acp_booklet.files/acp_part5.pdf (2023年10月閲覧)
10) 竹之内沙弥香：緩和ケアにおける倫理的課題，系統看護学講座 別巻 緩和ケア(恒藤暁，田村恵子編)，p.63-71，医学書院，2007.
11) 日本緩和医療学会：専門家をめざす人のための緩和医療学，改訂第2版，南江堂，2019.
12) 勇美記念財団：在宅医療推進のための会(実践編)報告書，2006.
http://www.zaitakuiryo-yuumizaidan.com/data/file/data1_20080401120406.pdf (2021年7月閲覧)
13) 今田実希：緩和ケア，Nursing，44(1):48-69，2024.

(今田実希)

Memo

皮膚・排泄ケア

1 褥瘡ケア

■褥瘡の好発部位

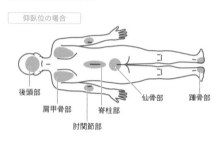

仰臥位の場合

後頭部
肩甲骨部
脊柱部
肘関節部
仙骨部
踵骨部

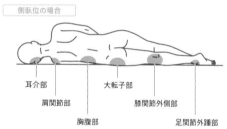

側臥位の場合

耳介部
肩関節部
胸腹部
大転子部
膝関節外側部
足関節外踝部

- 褥瘡は、応力（圧縮応力、引っ張り力、ずれの力）が複合して虚血を起こすものと考えられている
- 在宅で過ごす多くの高齢者は、おむつを常に着用している介護が必要な利用者が多く、1日の大半を椅子やベッドで過ごしていることが多い。そのため、汗や失禁で皮膚が汚染されているような過湿潤な環境や、摩擦とずれが生じやすく、褥瘡を発生させる原因となる
- 骨突出部は褥瘡が発生しやすいため、好発部位を知り、観察ポイントとして皮膚に変化がないか確認することが大切である
- 仙骨部は褥瘡が発生しやすい部位だが、後頭部や肩甲骨部、踵部にも褥瘡ができやすいといわれている
- 踵部に褥瘡が発生した場合、血流の悪化による足病が隠れた要因になっている場合がある。その要因に気づかずに処置をしてしまうと、褥瘡を悪化させてしまうことがあるため注意が必要

■ NPUAP 分類（2007年改訂版）

DTI疑い
Suspected
Deep Tissue
Injury

圧力および／またはせん断力によって生じる皮下軟部組織の損傷に起因する，限局性の紫色または栗色の皮膚変色，または血疱

ステージ I
Stage I

通常骨突出部位に限局する消退しない発赤を伴う，損傷のない皮膚，暗色部位の明白な消退は起こらず，その色は周囲の皮膚と異なることがある

ステージ II
Stage II

スラフを伴わない，赤色または薄赤色の創底をもつ，浅い開放潰瘍として現れる真皮の部分欠損，破れていないまたは開放した／破裂した血清で満たされた水疱として現れることがある

ステージ III
Stage III

全層組織欠損，皮下脂肪は確認できるが，骨，腱，筋肉は露出していないことがある，スラフが存在することがあるが，組織欠損の深度がわからなくなるほどではない，ポケットや瘻孔が存在することがある

ステージ IV
Stage IV

骨，腱，筋肉の露出を伴う全層組織欠損，黄色または黒色壊死が創底に存在することがある，ポケットや瘻孔を伴うことが多い

判定不能
Unstageable

創底で潰瘍の底面がスラフ（黄色，黄褐色，灰色，または茶色）および／またはエスカー（黄褐色，茶色，または黒色）で覆われている全層組織欠損

※説明文引用：日本褥瘡学会編：在宅褥瘡予防・治療ガイドブック，照林社，p.26，2008.

■ DESIGN-R®2020 褥瘡経過評価用

カルテ番号（　　　　　　　　）　患者氏名（　　　　　　　　）

Depth*1 深さ		創内のいちばん深い部分で評価し, 改善に伴い創底が浅くなっ
	0	皮膚損傷・発赤なし
d	1	持続する発赤
	2	真皮までの損傷

Exudate 滲出液		
	0	なし
e	1	少量：毎日のドレッシング交換を要しない
	3	中等量：1日1回のドレッシング交換を要する

Size 大きさ		皮膚損傷範囲を測定：[長径 (cm) × 短径*3 (cm)] *4
	0	皮膚損傷なし
	3	4未満
s	6	4以上　16未満
	8	16以上　36未満
	9	36以上　64未満
	12	64以上　100未満

Inflammation/Infection 炎症 / 感染		
	0	局所の炎症徴候なし
i	1	局所の炎症徴候あり（創周囲の発赤, 腫脹, 熱感, 疼痛）

Granulation 肉芽組織		
	0	創が治癒した場合, 創の浅い場合, 深部損傷褥瘡 (DTI) 疑いの場合
g	1	良性肉芽が創面の90%以上を占める
	3	良性肉芽が創面の50%以上90%未満を占める

Necrotic tissue 壊死組織		混在している場合は全体的に多い病態をもって評価
n	0	壊死組織なし

Pocket ポケット		毎回同じ体位で, ポケット全周 (潰瘍面も含め) [長径 (cm) × 短径*3
p	0	ポケットなし

部位 [仙骨部, 坐骨部, 大転子部, 踵骨部, その他（　　　　　　　）]

*1 深さ(Depth：d, D)の得点は合計点には加えない
*2 深部損傷褥瘡(DTI)疑いは, 視診・触診, 補助データ(発生経緯, 血液検査, 画像診断等)から判
*3 "短径"とは"長径と直交する最大径"である
*4 持続する発赤の場合も皮膚損傷に準じて評価する
*5 「3C」あるいは「3」のいずれかを記載する. いずれの場合も点数は3点とする

褥瘡の重症度を分類し，治癒過程を数値化し評価する

		月日	/	/
相応の深さとして評価する				
D	3	皮下組織までの損傷		
	4	皮下組織を越える損傷		
	5	関節腔，体腔に至る損傷		
	DTI	深部損傷褥瘡（DTI）疑い*2		
	U	壊死組織で覆われ深さの判定が不能		
E	6	多量：1日2回以上のドレッシング交換を要する		
S	15	100以上		
I	3C*5	臨界的定着疑い（創面にぬめりがあり，滲出液が多い．肉芽があれば，浮腫性で脆弱など）		
	3*5	局所の明らかな感染徴候あり（炎症徴候，膿，悪臭など）		
	9	全身的影響あり（発熱など）		
G	4	良性肉芽が，創面の10%以上50%未満を占める		
	5	良性肉芽が，創面の10%未満を占める		
	6	良性肉芽が全く形成されていない		
N	3	柔らかい壊死組織あり		
	6	硬く厚い密着した壊死組織あり		
責瘡の大きさを差し引いたもの				
P	6	4未満		
	9	4以上16未満		
	12	16以上36未満		
	24	36以上		
		合計*1		

http://jspu.org/info/pdf/design-r2020.pdf

■褥瘡予防：スモールチェンジ

従来の褥瘡予防	・「2時間ごとの体位変換が必要」といわれてきた
近年の褥瘡予防	・「身体を大きく動かす体位変換は摩擦やずれの原因となる」ことがわかってきた
	・「スモールチェンジ」という方法が提唱されている

●スモールチェンジの方法

①身体の置き直し	②自重圧の開放	③重力の利用

・上肢・下肢の一部を少し動かし角度や位置を変え，クッションやピローを用いて違和感や苦痛を軽減させる
・滑る手袋を使用して，定期的に圧とずれを予防する
・高さを利用しながら拘縮が軽減する位置をポジショニングし，少しずつ身体の向きを変化させる

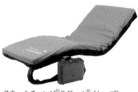

・エアマットも，スモールチェンジの機能が搭載されているものがある
・褥瘡予防や利用者の睡眠の妨げにならず，介護者の負担軽減にもつながるので，在宅においても上手に使用するとよい

スモールチェンジ®ラグーナ®（ケープ）

■褥瘡発生時の確認事項

在宅で褥瘡が発生したら，
まず，「なぜ褥瘡ができてしまったのか」を考えてみる

①主疾患を確認する
②創の状況を確認する
　・形状，深さ，滲出液量，感染の有無，サイズ，周囲皮膚の状態，疼痛
③全身状態を確認する
　・浮腫の有無，骨突出，栄養状況，血液データ
④生活背景を確認する
　・本人の理解度，日常生活動作，介護者の状況，経済状況など
⑤福祉用具の使用状況・必要性

■ずれと浸軟の予防例

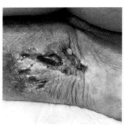

観察結果と理由

①褥瘡の形状に縦と横にずれがみられる
　⇒移動に問題があった
②創周囲皮膚に浸軟がみられる
　⇒おむつを使用していた．排便後に何度もシャワーを浴びていた．排便コントロールができていなかった
③本人は生活スタイルを変える気はなかった

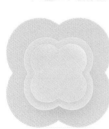

ケアに必要なこと

①ずれと浸軟の予防
②汚染の予防
③排便コントロール
と判断した

治癒に必要な創傷被覆材としてハイドロサイト®ライフ（スミス・アンド・ネフュー）を選択した

■福祉用具やケア材料の把握

①病院と在宅のいちばんの違いは，在宅においては利用者の「生活」という環境が介在していること

②病院という環境では使用する材料がそろったうえで判断できるが，在宅では利用者の日常生活や生活環境，経済状況などを考えながら，最善の判断をしていく必要がある

③在宅では，利用者の生活環境によって使用できる材料や導入できる福祉用具なども大きく異なってくるため，広い視点と現状での応用や工夫が不可欠

④その応用や工夫も，基本を知ってこそできる

⑤基本的な処置やケアに対する知識に加え，関連する材料や福祉用具などの知識の引き出しをもっておくことが，利用者の生活を主軸におきながらの処置やケアへの応用，工夫につながる

2 ストーマケア

■ストーマ装具の構造

単品系装具

面板とストーマ袋が一体化
しているタイプ

→面板

フランジ
(プラスチックで面板とストーマ
袋を接合し一体化させる部分)

面板
(ストーマ袋を腹壁に貼付
し密着させる部分)

ストーマ袋
(便や尿を採集する)

閉鎖具一体型
ストーマ袋にマジックテー
プなどの閉鎖具がついて
いるタイプ

入院期間の短縮　高齢者は巧緻性が低い　など

↓

ストーマ装具の装着方法，排泄物の廃棄方法などの
セルフケアを習得しづらい

↓

訪問看護師はストーマ装具の交換などをサポートしていくことが必要

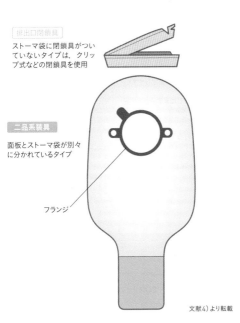

排出口閉鎖具

ストーマ袋に閉鎖具がついていないタイプは，クリップ式などの閉鎖具を使用

二品系装具

面板とストーマ袋が別々に分かれているタイプ

フランジ

文献4）より転載

単品系装具	・ストーマ袋部と面板が一体になっており，交換の際にはストーマ袋と面板を一緒に剥離し，装着することができる
二品系装具	・ストーマ袋と面板が分離しているため，ストーマ袋のみの交換ができる ※高齢者は年齢を重ねるたびに巧緻性が悪くなるため，二品系装具は困難である．また，二品系装具は経済的な負担も増えてしまう

●単品系装具と二品系装具のメリット・デメリット

	メリット	デメリット
単品系装具	• 面板にフランジがないため、やわらかく装着時の違和感が少ない • フランジの接合の操作がないため、手先の細かな動きが難しい方には適している • 厚みが薄く、目立ちにくい • 安価な製品が多い	• ストーマ袋だけを交換することができない • ストーマ袋の上からストーマの位置を確認するため、ストーマ装具のストーマ孔が合わせにくい（目の不自由な方には見えにくい場合がある）
二品系装具	• ベルトタブがついており、深いしわがある場合でも固定しやすく、安定しやすい • 面板を貼り付けたままストーマ袋だけを交換できる • ストーマ袋の向きを自由に変えることができる • 活動時・就寝時・入浴時など、ストーマ袋の種類を変えることができる • ストーマを確認しながら、面板を装着できる	• フランジの厚みがあるため、装着時の違和感がある • フランジの接合の操作があるため、手先の細かな動きが難しい方には装着が困難となる場合がある • ストーマ袋を固定する際に腹部に圧力がかかるため、術直後では痛みが生じることがある • ストーマ装具のフランジに硬さと高さがあるため、薄着をすると外から目立ちやすい • ストーマ袋と面板の2種類を使用するため、高価になりやすい • 腹壁が固く突出している場合やストーマ傍ヘルニアの場合は、フランジが浮いてしまい、面板に面板が密着しにくい

文献2）を参考に作成

●面板の種類

①既成孔 （プレカット）	• 一定のストーマサイズに合わせて孔が開けてあるもの
②自由孔 （フリーカット）	• 個人のストーマの大きさや形状に合わせて自由に孔が開けられるもの

面板の前面が皮膚保護剤でできているもの

• 皮膚保護剤は親水性ポリマーと疎水性ポリマーで構成されており、皮膚を保護している
• 皮膚保護剤は発汗量や皮膚のコンディション、排泄物の性状によって耐久性が変化する

〈適切な交換時期〉

• 皮膚保護剤の「溶解」や「膨潤」の程度で判断する
• 適切な交換時期を超えてしまうと皮膚障害を起こしてしまうので、面板がしっかり粘着していても交換することが大切

●面板の形状とストーマ・腹壁の特徴

	面板の形状と特徴	ストーマとストーマ周囲の腹壁
平面型	●腹壁貼付部分が平坦なもの ・凸面などの硬さがないため、装着時の違和感や圧迫感が少ない ・平面のため腹壁が突出している場合にも使用でき、皮膚へ追従し密着性が高い ・凸面型より比較的安価	・ストーマ排泄口までの高さが皮膚から1cm以上ある ・ストーマ周囲の皮膚にしわやくぼみがない 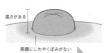 **ストーマ排泄口とは、便の出口のこと。ストーマの高さは、ストーマ排泄口までの高さを計測**
凸面型	●軟性凸面（凸が軟らかいもの） ・凸部分が軟らかく面板が曲がるため、皮膚に追従しやすい ・硬い腹壁で硬い凸面による圧迫痕を軽減できる ・ストーマベルトを使用でき、安定性が保てる	・ストーマ周囲皮膚からストーマ排泄口までの高さが、1cm以内もしくはストーマ周囲皮膚より低い ・ストーマ周囲皮膚にくぼみやしわがある ・硬い腹壁の高さのないストーマでも対応可能
	●硬性凸面（凸が硬いもの） ・凸部分が硬く面板が曲がらない ・凸部分が硬いため、ストーマ近接部の深いしわなどを凸部分で押さえ、密着を高めることができる ・凸部分が硬いため、装着時の違和感や圧迫感がある ・平面型と比較しやや高価	・硬い腹壁では装具が反発しやすい ・軟らかい腹壁に適している 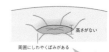
凹面型	・面板が腹壁の丸みに沿うような形になっている	・ストーマ周囲皮膚の腹壁がヘルニアなどにより突出し、山型になっている 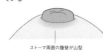

文献3）を参考に作成

75

●フランジの形状と特徴

固定型フランジ	
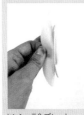 センシュラ2 プレート （コロプラスト）	• フランジが面板に固定されているため，面板とストーマ袋を取り付ける際に，腹圧をかけ接合する必要がある，術後で腹圧をかけられない方には装着が難しい • 座位などで動きのある肋骨弓などに近い部分では，フランジが動きに追従せず反発し，はがれやすくなる • フランジにより面板が固いため，浅いしわなどは補正しやすくなる
浮動型フランジ	
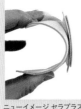 ニューイメージ セラプラス （ホリスター）	• 面板とフランジの間に隙間があり，指を入れてストーマ袋を取り付けることができる • フランジが固定されていないため，装着時の違和感が少ない • 腹壁の突出した体型やストーマ傍ヘルニアなどでもフランジが邪魔をせず，比較的皮膚に追従しやすい

文献4）より転載

■ストーマ装具の交換方法

❶装具交換の手順

必要物品	・洗浄剤（泡石けん） ・ストーマ装具，剥離剤，皮膚被膜剤 ・ゴミ袋，拭き取り

①ストーマ装具を剥離剤もしくは，シャワーをかけて剥がす
- シャワーをかけて剥がすときは，ストーマや装具に直接かからないように注意する
- 直接かからないように注意しながら周囲の腹壁等にシャワーをかけるようにすると，面板の皮膚保護剤が溶解しやすいため，装具が剥がしやすい
- 剥離剤を使用して剥がす場合は，皮膚を押さえて徐々に剥がす

②付着した便はティッシュペーパーで拭きとる

③洗浄剤を十分に泡立て，泡で包みこむように洗う
- 洗浄剤は泡立てる必要があるので，泡石けんのほうが便利

④微温湯で綺麗に洗浄剤を洗い流す

⑤お湯をやさしく拭きとり，洗浄剤や皮膚保護剤が除去できていることを確認する
- ティッシュペーパーやキッチンペーパーでやさしく拭きとるように声をかける（できない場合は拭いてあげる）

⑥皮膚にトラブルを起こしやすい利用者には，皮膚被膜剤を使用する．皺が入らないように，腹部を自然に伸ばす

⑦面板のストーマ孔がストーマの中央にバランスよくおさまるように貼付する
- 面板ストーマ孔はストーマより2〜3mm程度大きくすると，ストーマ粘膜を傷つけることなく貼付できる

⑧皺が寄らないように，皮膚保護剤が皮膚になじむまで5〜10分，やさしく圧迫する（手を装具の上に置いてなじませる）
- 利用者自らが貼るときには，ストーマの6時方向は見えづらいので，皺が寄らないように気をつけるよう説明する

●剥離剤

スムーズ
リムーバー®
（アルケア）

3M™キャビロン™
皮膚用リムーバー
スプレータイプ（スリーエム）

●皮膚被膜剤

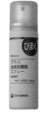

プラバ皮膚被膜剤スプレー
（コロプラスト）

❷装具交換時の観察

①装具が貼られて いた皮膚	・発赤，腫脹，びらん，潰瘍，滲出液がないかなど，皮膚状態に異常がないかを観察する
②剥がした後の 面板	・皮膚保護剤の溶解や膨潤を確認する ・皮膚保護剤の溶解が10mm以内にとどまっているか ・ストーマ装具は"漏れなければよい"ということではなく，皮膚を守る皮膚保護剤の溶解度の確認が必要 ・皮膚保護剤の溶解が10mmを超え発赤などがある場合は，交換間隔を短くする必要がある．この場合も，経済的な負担の問題があるので注意する

■排泄物が漏れた場合のケア

❶用手成形皮膚保護剤による補正

①取り急ぎできる 方法	・面板を裏返して見てもらい，「どの方向から漏れているのか」を確認し，用手成形皮膚保護剤で漏れている部分を補正してみる
②原因の評価	・上記は一次的な漏れ防止に過ぎないので，必ず再度，「なぜ排泄物が漏れてしまったのか」を評価する
③装具の変更	・尿や便が漏れてしまうと，「別な装具に変更したほうがよいのではないか」と考えがちだが，高齢の利用者は，一度，慣れ覚えたことを再び最初から始めることはハードルが高いため，なるべく装具を変更しない方法を考える ・それでも排泄物が漏れてしまう場合は，必要性を説明し，利用者が納得したうえで装具を変更する．納得するまでに時間を要することが多く，実際には皮膚障害が起きてみないと納得できない利用者もいるが，納得してもらったうえで装具を変更する

❷粉状皮膚保護剤による皮膚障害のケア

・皮膚障害によってストーマ装具が剥がれやすくなり，排泄物が漏れることがある．そのような場合は，粉状皮膚保護剤を使用する

粉状皮膚保護剤の 特徴	①ストーマと面板の隙間に散布することで，排泄物が皮膚に付着することを防ぐ ②皮膚障害を起こしているびらんに散布することで，装具の粘着の低下を防ぐことができる ③親水性ポリマーを主体としたものなので，水分の吸収力が高く，露出した皮膚の保護や面板の溶解・膨潤を抑制する

・皮膚障害を起こしている部分に粉状皮膚保護剤を散布し，余分な粉状皮膚保護剤はティッシュペーパーなどを使用して払い落す
・散布しすぎてしまうと，かえって装具の粘着力を妨げてしまうので注意が必要

〈粉状皮膚保護剤の使用方法〉

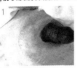

1
ストーマ近接部に発生
したびらん

2
粉状皮膚保護剤を
散布する

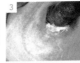

3
過剰分を軽く吹き飛ばす

文献5）より，市立札幌病院の佐藤明代先生のご厚意により転載

❸アセスメントのポイント

①皮膚障害があるのか
②どの範囲に漏れがあるのか
③どのようなときに起きたのか
④装具はどのような種類を使用しているのか
⑤尿や便の性状・量は問題ないか

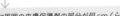

①ストーマ周囲の皮膚保護剤の部分が何 cm くらい融解しているのか
②利用者の腹壁に変化はないか
③以前と比較して腹壁に皺が増えていないか

〈在宅で気をつけるべきこと〉

①体重の変化と定期的なストーマサイズを確認する	・退院後は病院のように食事管理ができないため，体重が増える利用者も多くいる ・体重が増加すると腹壁が変化し，ストーマの大きさも変化する ・大きさが変化すると，ストーマ装具が合わなくなる可能性があるので，在宅では体重の変化とストーマの変化に注意が必要である
②漏れの原因がどうしてもわからない場合	・病院もしくは訪問看護ステーションの皮膚・排泄ケア認定看護師に相談する

皮膚・排泄ケア

3 創傷（スキン-テア）の予防と管理

■スキン-テアとは

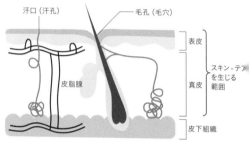

文献8）より転載

- スキン-テアは，摩擦・ずれによって，皮膚が裂けて生じる真皮深層（表皮と真皮）までの損傷（部分層損傷）
- 「テア（tear）」とは「裂ける」「裂傷」という意味
- スキン-テアは年齢に問わず発生するが，その多くは高齢者

●スキン-テアの好発部位

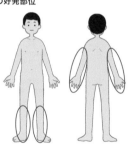

- 抗がん薬やステロイド外用薬を長年使用し皮膚が菲薄化した利用者，抗凝固薬や抗血栓薬を使用し皮下出血を起こしている部位の皮膚の結合が脆弱になっている利用者など，さまざまな理由から皮膚が脆弱化し，些細なずれや摩擦によってスキン-テアを起こしやすい状態にある
- とくにドライスキンで皺が多く薄い皮膚や皮下出血がある利用者，浮腫あり皮膚が菲薄化した利用者もスキン-テアのリスクが高くなる

■スキン-テアのアセスメント

❶分類：STAR分類システム

日本語版STARスキンテア分類システム

STARスキンテア分類システムガイドライン

1. プロトコルに従い、出血のコントロールおよび創洗浄を行う。
2. （可能であれば）皮膚または皮弁を元の位置に戻す。
3. 組織欠損の程度および皮膚または皮弁の色をSTAR分類システムを用いて評価する。
4. 周囲皮膚の脆弱性、腫脹、変色または打撲傷について状況を評価する。
5. 個人、創傷、およびその治療環境について、プロトコル通り評価する。
6. 皮膚または皮弁の色が蒼白、薄黒い、または黒ずんでいる場合は、24から48時間以内また最初のドレッシング交換時に再評価する。

STAR分類システム

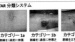

カテゴリー1a	カテゴリー1b	カテゴリー2a	カテゴリー2b	カテゴリー3
創縁を（過度に伸展させることなく）正常な解剖学的位置に戻すことができ、皮膚または皮弁の色が蒼白でない、薄黒くない、または黒ずんでいないスキン-テア。	創縁を（過度に伸展させることなく）正常な解剖学的位置に戻すことができ、皮膚または皮弁の色が蒼白、薄黒い、または黒ずんでいるスキン-テア。	創縁を正常な解剖学的位置に戻すことができず、皮膚または皮弁の色が蒼白でない、薄黒くない、または黒ずんでいないスキン-テア。	創縁を正常な解剖学的位置に戻すことができず、皮膚または皮弁の色が蒼白、薄黒い、または黒ずんでいるスキン-テア。	皮弁が完全に欠損しているスキン-テア。

日本創傷・オストミー・失禁管理学会：日本語版STARスキン-テア分類システム，より転載

❷発生する状況

①ケアによって生じる スキン-テア	・医療用テープやフィルム材を剥がしたとき（皮膚が一緒に剥がれる） ・抑制帯の使用 ・移動介助（車椅子、入浴のリフトなど） ・入浴・清拭などの清潔ケアの介助 ・更衣の介助 ・リハビリテーションの実施
②利用者の行動によって生じるスキン-テア	・痙攣・不随意運動 ・不穏行動 ・ベッド柵や車椅子にぶつかる

❸個体要因のリスクアセスメント：スキン-テアの保有・既往がない場合

●全身状態（9項目）

□ 加齢（75歳以上）
□ 治療（長期ステロイド薬使用、抗凝固薬使用）
□ 低活動性
□ 過度な日光曝露歴（屋外作業・レジャー歴）
□ 抗がん薬・分子標的薬治療歴
□ 放射線治療歴
□ 透析治療歴
□ 低栄養状態（脱水含む）
□ 認知機能低下

●皮膚状態（5項目）

□ 乾燥・鱗屑
□ 紫斑
□ 浮腫
□ 水疱
□ ティッシュペーパー様（皮膚が白くカサカサして薄い状態）

14項目のうち1項目でも該当すると、「個体要因のリスクあり」と判定する

文献6)より転載

■スキン-テアの予防ケア

①保湿	・皮膚の乾燥は摩擦が起こりやすいため，1日2回の保湿ケアが必要（状態によってはそれ以上塗布し，皮膚を滑らかに保つ） ・保湿には，低刺激でローションタイプの保湿剤を使用する ・利用者に，「1日1回でよいから保湿をしてみてください」とお願いする ・保湿剤は市販されているものでよいことを最初に伝える（まずは，保湿をするという行為自体が重要なため，身近で購入できるものから始めてもらう） ・家族が興味をもち，利用者への必要性を感じて協力いただけるケースもあるので，「いかに始めるきっかけをつくれるか」ということを意識すればよい ・家族の協力が得られる利用者やお勧めの保湿剤を聞かれた場合は，セキューラMLやベーテル保湿ローションなどを紹介する
②保護	・ベッド周囲やベッド周囲にある家具の角にカバーを装着する ・車椅子乗車時に発生しやすいため，利用者にレッグカバーや靴下の着用，腕にはアームカバーなどもの着用を勧める
③栄養管理	・スキン-テアのリスクとして脱水を含む低栄養もあるため，栄養管理も重要である ・皮膚の脆弱化を予防する1つが内部から作用する栄養であり，低栄養を予防するために，高エネルギーの食事や補助食品，高蛋白質のサプリメント等の補給を勧める

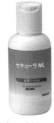

セキューラML
（スミス・アンド・ネフュー）

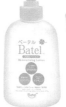

ベーテル保湿ローション
（ベーテル・プラス）

■スキン-テア発生時のケア

① 必要時，圧迫止血を行う

② 洗浄する
- 血腫がある場合は洗浄し除去する

③ 皮弁が残存している場合は可能なかぎり元に戻す
- 湿らせた綿棒，手袋をした指，無鈎鑷子を使用し，皮弁を元の状態に戻し，ステリーテープ等で固定する
- 在宅ではステリーテープがないことが多いので，ワセリン基材の軟膏を使用し，皮弁がずれないように塗布し，非固着性ガーゼ（メロリン®）や被覆材を使用し，皮膚に直接テープ貼らず包帯で固定する（在宅で被膜材をすぐに用意できない際はメロリン®を使用する）
- ガーゼを使用すると創部に付着してしまうため，疼痛が伴い，元に戻した皮弁を剥離させてしまう可能性があるためガーゼは使用しない
- 病院などでは，皮弁を戻すのが難しいときは生理食塩水等で湿らせたガーゼを5〜10分貼付してから再度試みるが，在宅ではそのような準備がないため，生理食塩水の代用として水道水やワセリンを使用し，皮弁を戻す
- 元に戻すときにはかなり疼痛が伴うので，利用者に説明する
- ※被覆材は誤った方向に剥がさないように，好ましい剥がす方向を被覆材に矢印で明記するとよい

④ 皮膚または皮弁が蒼白，薄黒い，または黒ずんでいる場合
- 24〜48時間以内または最初のドレッシング材交換時に再評価する
- 外傷なので感染に移行しやすいため，通気性のよい被覆材で保護し，数日は被覆材を交換して感染徴候を観察する
- 24〜48時間以内に訪問ができない場合が多いので，本人もしくは家族に感染兆候の説明をし，確認をしてもらうとよい

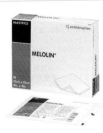

メロリン®
（スミス・アンド・ネフュー）

■在宅での創傷ケアの基本

❶消毒薬は使用しない	・消毒薬は創口を刺激し，創傷治癒を遅らせる要因となる ・創部から分泌される滲出液には「細胞成長因子」が含まれており，創を治癒するための細胞を増やす働きがある ・消毒薬はそれらに悪影響を与え，創の治癒を遅延させてしまう一面がある ・そのため，むやみに消毒は行わず，石けんで洗浄して水道水でしっかり洗い流すことが大切
❷湿潤環境を保つ	・創傷を治癒させるには創傷を常に覆い，乾燥させず湿潤環境を保つ ・ガーゼで創面を覆うと創傷治癒に必要な滲出液も一緒に吸収し，創面を乾燥させてしまう ・ガーゼの貼換え時に痛みを伴うこともあるため，創傷の修復を遅らせるだけでなく，利用者の負担となる場合がある ・やむをえずガーゼを使用する場合は，軟膏を多めに塗布することで貼りつかないようにし，創が乾燥しないようにする ・湿潤環境を保つことは皮膚を再生させるために必要な環境と推奨されているが，一方で貼り続けることは注意が必要．創傷の状態をみて状況判断しなければならない ・創傷の状態をみずに貼り続けてしまった結果，創傷に感染が起きたりトラブルに至るケースもある．適切な湿潤環境を保つため，処置時の創面の観察が重要
❸創傷の処置方法	①水道水で創をよく洗う ②十分に泡立てた石けんもしくは泡石けんでやさしく洗う ・外で転んだ場合はしっかり洗い，たっぷりの微温湯できれいに洗い流す ③清潔なタオルやティッシュなどで拭く ④創を覆う ・市販で販売されているものや，たっぷり軟膏を塗布したガーゼを使用する ・滲出液が漏れる場合はすぐ貼り換えをするように利用者や家族に説明する ・創の状態を確認するため，数日は毎日洗い，創を覆っているものは交換する（貼りっぱなしはかぶれや細菌感染の原因になる） 〈被覆材の選択〉 ・在宅では，ドラッグストア等で手軽に購入ができるものや安価なものが選択されるケースは多い．しかし，独居の高齢者も増えており，家族が同居しても仕事をしているため，購入することが難しいケースも少なくない ・非固着性のガーゼ（メロリン®）を訪問看護ステーションで準備して常に持参するとよい．非固着性で疼痛を伴いにくく，安価である

●創傷の処置方法例

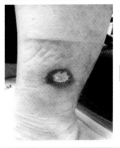 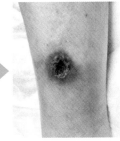

車椅子移動時に左下肢をドアにぶつけ皮膚損傷し，軟膏処置をしていたが壊死してしまった

↓

壊死の除去をしながら，軟膏を使用し自己融解も促した

下肢に著明な浮腫が見られていたため，弾性包帯を使用した

**足背動脈，後脛骨動脈，膝窩動脈は
必ず確認することが大切**

↓

壊死除去後，肉芽形成のための軟膏を使用し，弾性包帯も継続使用，3か月後に完治した

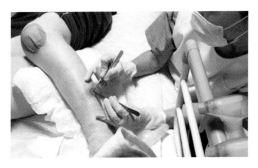

皮膚・排泄ケア

4 スケールなど

■ブリストル排便スケール

便秘傾向	タイプ1	コロコロした固い便（通過しにくく，黒くなることがある）	
	タイプ2	ゴツゴツした固い便	
正常な便	タイプ3	表面にひび割れのあるソーセージ状（黒くなることもある）	
	タイプ4	ソーセージ状やヘビのようにとぐろを巻く便で滑らかで柔らかい（平均的な便）	
	タイプ5	柔らかい小塊で，形がはっきりしている	
下痢傾向	タイプ6	小片が混じって周囲がデコボコした泥状の便（下痢気味）	
	タイプ7	全体が水様で固形物がない便（下痢気味）	

■医療関連機器圧迫創傷（MDRPU）

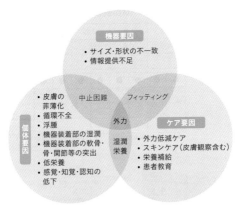

日本褥瘡学会編：ベストプラクティス医療関連機器圧迫創傷の予防と管理．p.16．照林社，2016．より転載

●主な医療機器圧迫創傷への処置

弾性 ストッキング	・正しい着用方法，保湿 ・発生後は薄い創傷被覆材（またはフィルムドレッシング）を貼付
マスク	・正しい装着方法，圧迫部位に緩衝素材を使用（接触面積を広げる，直接刺激を避ける） ・発生後は創傷被覆材，耳介部の創傷にはアルギン酸塩を選択
カテーテル	・テープ固定はΩ貼り，カテーテルにある一定のたるみ ・会陰部は粘膜に近接しており創傷被覆材を貼付することは難しいため，ストーマケアに用いる粉状皮膚保護剤を皮膚損傷部分に散布

●在宅でのポイント

①創傷被覆材の代わりとして，柔らかく肌触りのよい救急絆創膏（ジェントルエイドなど）を使用すると安価である．

②マスクのゴムなどによる創傷に対しては，化粧に使用するコットンパフや化粧用のスポンジを代用するのも1つの方法である（安価ですむ）．

③カテーテルによる創傷に対しては，訪問診療医がいるなら亜鉛華軟膏などを使用する（現在は市販でも購入ができる）．

■失禁関連皮膚炎（IAD）

● IAD 重症度評価スケール（IAD-set）

Ⅰ. 皮膚の状態	0点	1点	2点	3点
皮膚障害の程度	なし	紅斑	びらん	潰瘍
カンジダ症の疑い	なし	あり	—	—

❶	❷	❸	❹	❺	❻	❼	❽	
								Ⅰ. 小計

*同一部位に皮膚障害の程度が異なるものが混在する場合は重症の高いほうを選択する

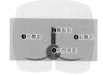

❶肛門周囲　❷臀裂部　❸左臀部　❹右臀部
❺下腹部／恥骨部　❻性器部　❼左鼠径部　❽右鼠径部

合計点
（Ⅰ＋Ⅱ）

Ⅱ. 付着する排泄物のタイプ	0点	1点	2点	3点
便	付着なし	有形便	軟便	水様便
尿	付着なし	正常	感染の疑い	

	Ⅱ. 小計
便	
尿	

©2016, 2017 一般社団法人日本創傷・オストミー・失禁管理学会

引用・参考文献

1) 日本褥瘡学会編：DESIGN-R®2020の主な変更点．改訂DESIGN-R®2020コンセンサスドキュメント，照林社，2020．

2) 永野みどり：ストーマ装具の基本知識──面板・パウチの種類と特徴．ナース専科．
https://knowledge.nurse-senka.jp/500320（2023年10月閲覧）

3) 特集/図解でサクわかり！　スタンダードなケアから，管理困難例への"ベスト"な対処まで　ストーマケア・装具交換ばっちりノート．消化器ナーシング，26（2），2021．

4) 三原恵理：排泄ケアに用いるデバイス．月刊ナーシング，43（1）：8-17，2023．

5) 佐藤明代：ストーマ周囲にびらんを繰り返す患者．月刊ナーシング，41（12）：166-170，2021．

6) 日本創傷・オストミー・失禁管理学会：ベストプラクティス スキン-テア（皮膚裂傷）の予防と管理．照林社，2015．

7) 日本創傷・オストミー・失禁管理学会：日本語版STARスキン-テア分類システム．
https://jwocm.org/topics/wound-care/w-003/（2023年10月閲覧）

8) 吉村美音：手術を受ける患者のスキンケア──スキン-テアの予防とケア．月刊ナーシング，42（5）：42-52，2022．

9) 加瀬昌子：がん終末期患者のスキンケア──スキン-テアの予防とケア．月刊ナーシング，42（5）：126-135，2022．

10) 堀川香奈：皮膚・排泄ケア．Nursing，44（1）：70-93，2024．

（堀川香奈）

Memo

第 **6** 章

リハビリ
テーション

① 目標とプログラム立案

② 運動による筋肉強化

リハビリテーション

目標とプログラム立案

■リハビリの目標設定

ポイント：リハビリニーズを抽出する.
　　　　　動作を細かく分解して短期目標を設定する.

お風呂に1人で入る	・更衣 ・浴室への出入り ・低い椅子への立ち座り ・シャワーヘッドを持ち続ける ・洗体洗髪動作 ・浴槽をまたぐ ・湯船につかる ・濡れた床面での歩行 ・体を拭く ・髪を乾かす	**長期目標：** ・お風呂に1人で安全に入ることができる **短期目標：** ・洗体洗髪動作のための可動域の拡大 ・シャワーヘッドを持ち続けるための筋力向上

①リハビリニーズの抽出	②動作の分解	③短期・長期目標の設定

■リハビリ介入時のポイント

①退院時	病棟のセラピストから情報を得る
②事業所内にセラピストがいる場合	評価とプログラムの立案だけでも依頼する
③看護師だけの事業所で介護保険での介入	他事業所へ依頼し二社併用で連携をとっていく

- 介護保険の限度額や経済的な問題を抱えた利用者
- 理学療法士等の受け入れが難しいが介入の必要がある
- 地域や事業所によっては十分なセラピストがおらず，人員的な面での看護師によるリハビリテーションの介入

↓

これらの場合は，上記の3項目をまず考える

case

case
「お風呂に1人で入りたい」というニーズのある利用者

- 洗体動作のための体幹，股関節，上肢可動域運動
- 洗髪動作のための上肢可動域運動
- シャワーヘッドを持ち続ける筋持久力強化運動
- 動作練習

- 動作が獲得できたか
- 介助が必要か
- 福祉用具や道具が必要か
- 環境調整が必要か

④プログラムの立案・実施 ⑤長期目標の達成可能の可否

- まずは動作を分解する．ニーズの達成のために必要な課題を導き出す．課題の達成を短期目標に設定する

- 目標を達成するには動作の獲得だけでなく，福祉用具の導入や環境整備，背中や足を洗うための柄つきのブラシなど道具の導入なども行う

- 長期目標には「安全に」達成できることを設定したが，「最終的には1人でできるのか」，もしくは「安全のために1人で入るという長期目標は変更し，介助の継続が必要なのか」を判断する必要もある

　↓

短期目標（分解した動作）が1つ自身でできるだけでも，「普段のケアのなかで，かゆいところに手が届いていないが，申し訳なくて介助者に言うことができない」といった悩みや，「介助者にお湯をかけてもらうと耳に水が入りそうで怖い」など不満な点の解消になり，介助を継続していくなかでのケアの質の向上にもつながる

■リハビリテーションの視点の違い

看護職員の視点	• 看護職員は，主に，利用者の健康状態や生活状況，家族の状況を包括的にアセスメントし，利用者の持つ力を最大限に発揮させることができるよう心身の健康管理や療養生活継続の支援を行うことが求められる • 病状の予後予測をもとに，合併症の発症，生活状況の悪化を予防する視点からもリハビリテーションのニーズをアセスメントすることが重要
理学療法士等の視点	• 理学療法士等は，主に，身体・精神機能，日常生活動作および住環境・福祉用具等の環境面をアセスメントすることが求められる • 具体的に，理学療法士は主に基本動作の獲得，作業療法士は応用的動作能力や社会適応能力の獲得，言語聴覚士は音声・言語・聴覚機能の獲得を中心に様々な訓練を行うとともに，利用者の状態に合わせた環境調整への支援が期待されている

文献1)より引用

> それぞれの視点が違うことを理解し，情報を共有し連携をとることや，それぞれのできうる特徴を生かし，利用者に効果的にかかわることが重要

■ホープとニーズの違い

ポイント：ニーズに基づいた目標を，利用者と共有する

主訴	疾病や障害に対する主な訴え，困っていることや苦痛など	主観的
ホープ	利用者の要望・希望すること	
ニーズ	利用者にとって客観的に必要なこと，妥当で現実的なもの	客観的

> 利用者のホープとニーズは，必ずしもいつも同じではない

↓

> ホープとニーズの違いを理解し，利用者にとって客観的に必要なことをニーズとしてあげる

↓

> ホープとニーズの食い違いをなくすために，利用者と目標を共有していく
>
> ①担当者会議で，多職種間でもニーズと目標を理解し確認する
>
> ②毎月の訪問看護計画書の説明の際に，利用者本人や家族との細かい目標のすり合わせや到達度の確認，新たな目標の再設定を繰り返す

■プログラムの立案

ポイント：フィジカルイグザミネーションをもとにして問題点を抽出し，プログラムを導く

> **case**
> 廃用症候群の臥床傾向の高齢者

●長期の臥床によってもたらされる身体的変化

①筋肉量の減少により四肢体幹の筋力が低下し，不動により関節可動域も低下する筋骨格系の変化

②廃用症候群では中枢神経系や循環器系，呼吸器系にも変化がもたらされる

●呼吸状態のイグザミネーション

①視診	• **呼吸の形や深さ**：肩を動員して吸気を行っていないか，腹部の可動性はあるかを観察 • **姿勢**：頭部の前方偏位や胸椎の後弯などの脊柱変形の程度 • **上肢挙上時**：胸郭や肩甲骨の動き
②触診	• **胸郭拡張**：胸部前後左右での拡張が小さくなっていないか，下部胸郭の動きもしっかりと行えているか • **呼吸補助筋**：過緊張はないか
③打診	• **横隔膜の評価**：十分な動きがあり，機能低下がおきていないか

高齢者は，椎間板の退行変性や骨粗鬆症によって胸椎後弯を伴い，胸郭，肩甲骨の可動性が低下していることが多い

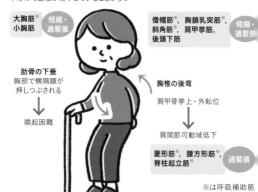

大胸筋※
小胸筋※
短縮・過緊張

僧帽筋※，**胸鎖乳突筋**※，**斜角筋**※，**肩甲挙筋**※，**後頭下筋**
短縮・過緊張

肋骨の下垂
胸部で横隔膜が押しつぶされる

↓

喚起困難

胸椎の後弯

肩甲骨挙上・外転位

↓

肩関節可動域低下

菱形筋※，**腰方形筋**※，**脊柱起立筋**※
過緊張

※は呼吸補助筋

● 呼吸補助筋

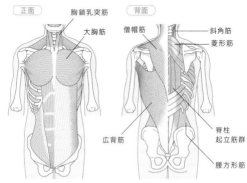

正面

- 胸鎖乳突筋
- 大胸筋

背面

- 僧帽筋
- 斜角筋
- 菱形筋
- 広背筋
- 脊柱起立筋群
- 腰方形筋

〈寝たきりの高齢者〉
- 椎間板の退行変性や骨粗鬆症→胸椎後弯
- 胸郭，肩甲骨の可動性低下
- 胸椎後弯→肋骨の下垂
- 横隔膜肋骨部の下降→呼吸時の横隔膜の可動性が低下
  →換気困難

↓

 呼吸補助筋の過緊張　 胸郭や横隔膜の可動性低下

↓

〈プログラム〉
① 脊柱を伸展させて深い呼吸の練習
② 呼吸補助筋のリラクセーション
③ 呼吸介助
④ 肩甲骨の運動

- 過剰な筋緊張を抑制する
- 胸郭運動の改善をはかる
- 肩関節の可動性を向上させる

●呼吸補助筋のリラクセーション〈プログラム②〉

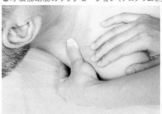

- 安楽がとれる姿勢で行う
- 筋線維に直行する方向にリズミカルな刺激を繰り返し与えるようにマッサージする
- 緊張している筋に対して，指腹で垂直に5〜6秒程度ゆっくりと圧迫する[2]

●呼吸介助〈プログラム③〉

①背臥位

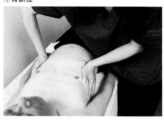

②側臥位

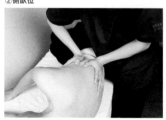

- 手のひら全体で胸郭をとらえ，まずは胸郭の動きを確認する
- 呼気に合わせて胸郭運動に一致した方向に軽く圧迫し動きを介助する
- 吸気の直前で圧を解放する
- 肘を軽度屈曲して接触し，上肢の力で圧迫するのではなく，重心移動を利用して行う
- 側臥位：胸郭がうまく動いていれば，肩甲帯が骨盤方向に近づく

●肩甲骨の運動〈プログラム④〉

●肩甲骨の挙上・下制運動

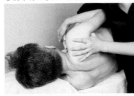

挙上（上側）に動かす

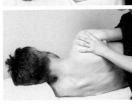

下制（下側）に動かす

●内転・外転運動

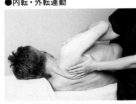

内転（内側）に動かす

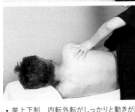

外転（外側）に動かす

- 挙上下制，内転外転がしっかりと動きが出るようになったら，ぐるぐると肩甲骨を大きく回す
- かたいところや引っ掛かりがあるところを重点的に行う
- 動かしづらさがある場合は，過緊張の筋のリラクセーションやストレッチを行う
- 肘肩甲骨が十分に動くようになれば，それに合わせて肩関節も痛みのない範囲で大きく回すように動かす

99

● ADLの練習：プログラムとして最適

❶おむつ交換や更衣のときの体位変換

- 目線を寝返りの方向に向けて頭部を回旋させる
- ベッド柵へ手を伸ばして肩甲骨の前方突出を促す

↓

毎回行えば，関節可動域運動と筋力トレーニングになる

股関節・膝関節を屈曲し，体幹からしっかり回旋させる

↓

寝返りのために必要な柔軟性のためのストレッチが行え，なおかつその動作の練習にもなる

❷トイレ介助や車椅子への移乗時

足底部を床にしっかりと設置させ，立ち上がりから立位保持を行う

↓

立位での股関節・膝関節伸展の可動域，筋力アップにつながり，体重負荷による足関節の背屈が促され，尖足の予防になる

ポイント

①普段のケアも目的意識をもって行う

②ケアやリハビリ内で，「できるADL」を「しているADL」に変えていけるよう，状態や動作を家族や介助者とも共有していく

③利用者本人の自信や動機づけとなる声かけをする

❸起き上がり練習

①側臥位から前腕支持

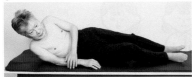

②前腕支持から手支持

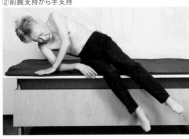

②手支持から座位

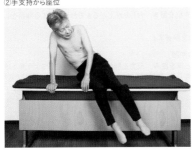

①→②→③の順序で練習すると，最も難易度の高い①でつまずくことが多いため，③→②→①の逆行した順序で練習し，成功体験を積みかさねるとよい

①ではヘッドアップの傾斜をつけた段階から徐々にフラットでもできるように練習していくことも手段

段階的に介助量を減らしていくなどし，動作の反復練習を行う．上肢のプッシュアップと体幹筋の筋力トレーニングにもなり，他の動作へ反映できる力も養うことができる

❹立ち上がり練習

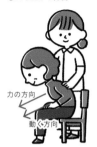

力の方向
動く方向

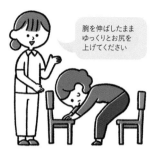

腕を伸ばしたまま
ゆっくりとお尻を
上げてください

3つの相に分けて練習する

①座位
足裏をしっかりと床面に付き，できれば膝よりも手前に踵をひいておく

②体幹の前傾から離殿
重心を前方へ移動させるために，骨盤の前傾を伴うように股関節から屈曲させる（イラスト左）

〈離殿が難しい場合〉
- 座面の高さを高くスタートしてみる
- 前方に椅子や机を置き，おしりが上がるまでおじぎをする練習をしてみる（イラスト右）
- ブリッジ運動を練習する

③体幹と下肢の伸展
足底でしっかりと床を踏み，反力を利用するイメージをもつよう声かけする．介助する場合は，股関節と膝関節の伸展を促すようアシストする．着座の際もゆっくりと行い，大腿四頭筋の遠心性収縮を促して筋力アップにつなげる

行っている運動が動作向上につながる運動選択

❶動作が十分に実行できるには，
　どの筋肉が働かないといけないかを調べる

❷その筋肉を働かせる運動を調べてチョイス！

　たとえば，立ち上がり動作
　①離殿には股筋群の働きが必要
　②膝関節屈曲140°でのブリッジ動作は立ち上がり動作の準備段階となるトレーニングとして有用である[4]
　→継続してやってみる！

■終末期のリハビリ

> case
> 「終末期の余生を最期の日まで家族と安楽に暮らしたい」というニーズのある利用者

短期目標
①痛みや苦痛の軽減，呼吸苦の軽減
②家族と食卓を囲める時間がつくれる
③運動をしている姿を家族に見せてあげられる

在宅酸素療法などの医療ケアにプラスできるリハビリテーション

短期目標①に対して

- 呼吸のためのリラクセーション：プログラム②③（p.98）により，呼吸を少しでも楽にさせてあげる
- 肩甲骨周り（プログラム④）（p.99）や背骨の動きをよくして，少しでも安楽な姿勢をとる

短期目標②に対して

- 家族と食卓を囲み，最期の食事を楽しむためには，食事形態や姿勢の調整，舌の運動などの評価を言語聴覚士と連携することも必要

短期目標③に対して

- 「自身のがんばっている姿，まだ元気なんだという姿を家族にみせるためにリハビリをがんばりたい」というホープをかなえるためにも，ベッドから起き上がれる，立ち上がれるなどのADL練習を積極的に行う
- 運動時に利用者の好きな音楽をかけながら行うことや，YouTubeなどのデジタルコンテンツを利用するなどして，座って行えるヨガやピラティス，体操などを取り入れて，家族も一緒に楽しみながら取り組んでみる（在宅ならではのプログラムを取り入れる）

2 運動による筋肉強化

■呼吸状態のアップ

ポイント：「ぐーん」と背伸びしてから呼吸し，横隔膜や多裂筋を活動させる

❶吸気時

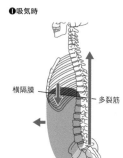

横隔膜　　多裂筋

肩が挙上せず胸郭と腹腔がシンクロして大きく動くことを目指す

❷呼気時

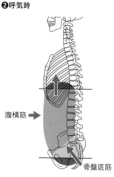

腹横筋

骨盤底筋

横隔膜が働き肋骨が内旋することを目指す

■深層部の筋の賦活

ポイント：骨盤の前後傾を行い，骨盤底筋群をきたえる

❶吸気時（骨盤中間位）

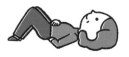

上前腸骨棘に手のひらを置き，恥骨に指を伸ばした三角形が床面と平行になる（骨盤中間位：背中に手のひらが半分から1枚程度入る）位置をつくる

❷呼気時（骨盤後傾位）

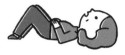

三角形の中にビー玉を入れていると思い浮かべて，おへそ側に転がす（骨盤後傾），息を吐きながら，骨盤底筋群を収縮させることを意識して行う

■骨盤中間位での座位の運動

❶ももあげ

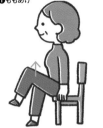 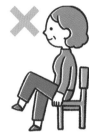

おなかに力を入れて腰を伸ばし，おなかに腿を近寄せる

＼きたえているのは腸腰筋／

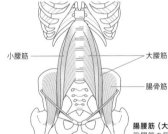

小腰筋

大腰筋

腸骨筋

腸腰筋（大腰筋，腸骨筋，小腰筋）
股関節の屈曲，歩行，骨盤腰椎
の安定に寄与する筋肉

❷膝伸ばし

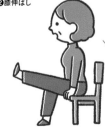

＼きたえているのは大腿四頭筋／

大腿四頭筋
膝関節の伸展，立ち上がり，
階段昇降，歩行に使う筋肉

■体幹筋の強化

ポイント：座位の運動中に骨盤中間位がとれずに背中が丸まってしまうときに行う
基本　①ほぐす：過活動，過緊張の筋を緩め可動性を改善する
　　　②動かす：不活動の筋を活性化させアクティブに動かせるように
　　　③きたえる：筋力を強化する

❶胸椎伸展のストレッチ

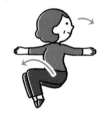

ほぐす

枕のない状態で背臥位をとり，手を大きく開き，膝を合わせたまま左右に倒す．反対側の肩が浮かないようにする．繰り返した後は，足を肩幅に開き左右に倒す

❷キャットアンドカウ

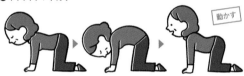

動かす

息を吐きながら，脊柱全体で弧を描くように背中を丸める．息を吸いながら伸展させ，胸を前の人に見せるように行う

❸バードドック

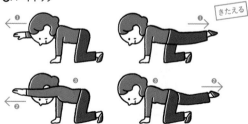

きたえる

脊柱をまっすぐに保ったまま，一側上肢または下肢を伸展する．支持側の下肢に体重が移動し，骨盤が傾斜しやすくなるため，骨盤は中間位を保って床と水平に保持できるように

❹回旋運動

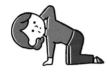

動かす きたえる

四つ這いになり，頭の後ろに置いた手を胸からねじっていく，支持側の手をしっかり押し，手と肘が遠くに伸びるように，骨盤は床と水平に保つ

■床から立ち上がる力の強化

ポイント：難しい場合は支持物を利用して行う，逆行した順序で練習してもよい

基本の流れ

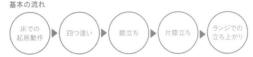

床での起居動作 ▶ 四つ這い ▶ 膝立ち ▶ 片膝立ち ▶ ランジでの立ち上がり

●片膝立ち⟷ランジ

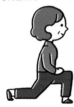

脚を前後に開き，後ろ足のつま先を立てる，ゆっくりと片膝立ちまで下降する，上昇する際は，後脚の腿裏を押し上げるようにして前脚だけに頼らないように，前脚の膝がニーインしないように，つま先の向きと膝の向きを合わせることがポイント

＼きたえているのはココ／
体幹の筋，殿筋（大殿筋，中殿筋など），大腿四頭筋，下腿三頭筋

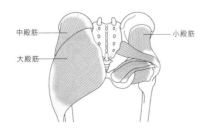

中殿筋 ─── 　　　　　─── 小殿筋
大殿筋 ───

3 転倒場所チェックリスト

脱衣所・風呂場
- □ 段差
- □ 濡れたり石けんで滑りやすくなった床
- □ 浴槽のまたぎこし
- □ 浴槽内：掃除が不十分でヌルヌル
- □ 温度管理：のぼせやヒートショック

キッチン
- □ 棚の上のものをとる
- □ 冷蔵庫の下の段のものを取り出す
- □ 物が床に置かれている

廊下
- □ 夜間の足元灯などがなく暗い
- □ ドアノブに手をかける

階段
- □ 段鼻が深いまたは蹴込板がない
- □ 踏み板の色：段がわかりづらい

トイレ
- □ 方向転換をして便座に座るとき
- □ 方向転換をして水を流すとき
- □ 排泄後の迷走神経反射など

ベッドルーム
- □ 動線が狭い
- □ 伝い歩きで手の触れる家具が不安定
- □ 起き上がり直後の立ち上がり
- □ 座り損ねる

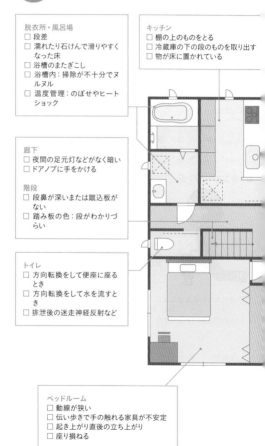

リビング
- □ カーペットやラグの端, 捲れ
- □ コード
- □ しずむソファや低い椅子からの立ち上がり
- □ 急に鳴る電話に急いで出るとき
- □ スリッパを履いている
- □ カーテンや雨戸の開け閉め

屋外
- □ 庭仕事, 畑仕事:不整地, 作業に集中し足元への注意が向かない

玄関
- □ 玄関マット:滑りやすい, または端が捲れてつまずく
- □ 靴の着脱時, 靴の踵を踏んで履く・サンダル
- □ 框の段差

玄関前
- □ 車の乗降:デイサービスの車は比較的, ステップが高い
- □ ポーチが雨や雪で濡れている
- □ ポーチの段差
- □ 飛び石や砂利
- □ 開き戸:開ける際に後方へ倒れる

和室
- □ 敷居段差や畳の縁のまたぎ
- □ 座布団, こたつ
- □ 仏壇への供物をするため両手が塞がっている

縁側
- □ 物干し竿の高さ
- □ 転落

引用・参考文献

1) 全国訪問看護事業協会編：訪問看護事業所における看護職員と理学療法士等のより良い連携のための手引き．2018．
https://www.zenhokan.or.jp/wp-content/uploads/h29-nspt-guide.pdf（2023年10月閲覧）
2) 高橋仁美ほか：呼吸リハビリテーション．第5版，p.170，中山書店，2020．
3) 大浦武彦：どのようにして日本における高齢者の"寝たきり"や関節拘縮をなくすか？──人間の尊厳維持におけるPT・OTの役割．理学療法学，37（8）：614-617，2010．
4) 中井真吾ほか：リハビリテーションにおける立ち上がり訓練とブリッジ動作の筋活動量の検討．スポーツと人間，2（1）：21-26，2017．
5) 日本リハビリテーション医学会 がんのリハビリテーション診療ガイドライン改訂委員会編：がんのリハビリテーション診療ガイドライン．第2版，p.263-268，2019．
https://www.jarm.or.jp/document/cancer_guideline.pdf（2023年10月閲覧）
6) 本橋恵美：アスリートピラティス──怪我に負けない身体をつくる．p.40-45，p.56-78，新星出版社，2023．
7) 田中千惠：リハビリテーション．Nursing，44（1）：94-113，2024．

（田中千惠）

Memo

看護技術・医療処置

1 輸液・点滴

■輸液剤の種類

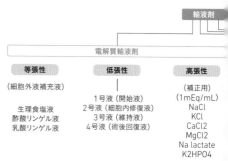

	輸液剤
	電解質輸液剤

等張性	低張性	高張性
（細胞外液補充液）	1号液（開始液）	（補正用）
	2号液（細胞内修復液）	（1mEq/mL）
生理食塩水	3号液（維持液）	NaCl
酢酸リンゲル液	4号液（術後回復液）	KCl
乳酸リンゲル液		CaCl2
		MgCl2
		Na lactate
		K2HPO4

①細胞外液補充液	• 出血や低張性脱水，感染，外傷など，細胞外液が減少したときに使用される
②開始液（1号液）	• 細胞外液を補充する目的で使用される • Na濃度が生理食塩水よりも低domeで，Kが含まれていないため，安全性が高く使用できる
③維持液（3号液）	• 電解質をバランスよく含んだ輸液で，Kを含む • エネルギー源は糖質だけであり，長期の輸液には向かない
④水分輸液剤（5%ブドウ糖液）	• 細胞膜を自由に通過する自由水を補給する目的で使用される • 水分欠乏性の脱水（高張性脱水）の際に使用される
⑤栄養輸液剤	• 糖質，アミノ酸，脂質，ビタミンなどを補う目的の輸液製剤 • 高栄養のものは浸透圧が高くなるので，血管炎を起こしやすくなる
⑥血漿増量剤	• 出血やショックのときに循環血漿量を補給する目的で使用される

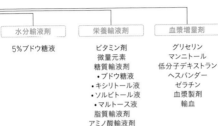

水分輸液剤	栄養輸液剤	血漿増量剤
5%ブドウ糖液	ビタミン剤 微量元素 糖質輸液剤 ・ブドウ糖液 ・キシリトール液 ・ソルビトール液 ・マルトース液 脂質輸液剤 アミノ酸輸液剤	グリセリン マンニトール 低分子デキストラン ヘスパンダー ゼラチン 血漿製剤 輸血

これらの輸液製剤は，その人の状態に合わせて最適な輸液が選択される．
在宅の現場でよくあるのは，脱水補正のための補液である

①嘔吐や下痢，発熱や発汗，多尿などにより脱水傾向がある場合
②経口摂取や飲水による水分補給が不十分な場合

↓

①脱水の補正により体調の改善が期待できる場合は在宅での輸
　液の適応となる
②その他，在宅では感染症発症時に抗菌薬を点滴投与することも
　多い

■末梢静脈点滴

- 薬液が直に静脈内に投与されるため，薬効が早く現れる
- 在宅では看護師が滴下中に常駐することができないため，適応かどうかよく見極めてから実施する

> **〈注意しなくてはいけない場合，非適応の場合〉**
> ①血管が確認できず，針が静脈内に刺せない場合
> ②血管が脆く，血管外漏出の可能性が高い場合
> ③留置した針を自己抜去される可能性の高い場合
> 　（事故抜去による出血リスクが高い）

❶準備物品

- アルコール綿などの消毒物品
- サーフロ針（22G，24Gが頻用される）
- 輸液用カテーテル（＋延長チューブ）
- シュアプラグ（留置する場合）
- ポリウレタンフィルム，固定用テープ
- 点滴スタンド（もしくはそれに代わるもの）

❷血管の選び方

- 血管は，蛇行のないまっすぐな部位を選択する
- 穿刺部位は，以下の順で探していく

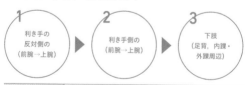

1	2	3
利き手の反対側の（前腕→上腕）	利き手側の（前腕→上腕）	下肢（足背，内踝・外踝周辺）

血管が細いとき	・事前に温タオルで穿刺部を温めてみる
浮腫で血管が見えにくいとき	・穿刺側の腕を事前にしばらく挙上しておく ・血管を怒張させるためには，穿刺時には心臓より低い位置にする

❸駆血のポイント

①駆血の強さ	• 駆血が強すぎると動脈血まで絞めてしまい，静脈への血液流入が途絶されてしまい，怒張しにくくなる • 末梢の動脈が触知できる程度の強さで駆血する
②スキン-テア予防	• 高齢者はとくに皮膚が脆弱となっており，駆血帯で内出血やスキン-テア（皮膚裂傷）をつくりやすい • 薄いシャツの上から駆血したり，駆血帯は細いゴム製ではなく，太めのバンドタイプを選択することで防ぐ

アズワン駆血帯（ドイツ製）

❹穿刺・点滴の開始

①利き手の反対側の親指で皮膚を末梢側に軽く引き，針を皮膚面に10～30°の角度で刺す	• 血管の深さや皮膚の厚さで穿刺角度が変わる • 血管が浅かったり皮膚が薄い場合：皮膚面と平行に近い角度で穿刺する • 血管が深かったり皮膚が厚い場合：その深さに合わせて角度をつけて血管の中に針を入れる **注意** 深く刺しすぎて，血管を突き抜けてしまったり，神経を刺激したりすることに注意する．しびれの有無は必ず確認する
②血液の逆流を確認したら，針を寝かせてさらに2～3mm進めて固定し，外筒をゆっくり押し込む	• 静脈内に針が入ると，針先の抵抗が軽くなり，血液の逆流が見られる（血流量によっては確認できないこともある）
③駆血帯をはずし，内針を抜きながら，血液の逆流がないように外筒の先端より少しだけ中枢側の血管を利き手と反対の親指で軽く押さえる	**注意** 針刺し事故防止のため，抜いた内針は，すぐに針捨てBOXに破棄する
④輸液ラインを外筒とつなぎ，滴下速度を調整する	• 刺入部の腫れの有無，痛みの有無を確認する • 問題なければ，ポリウレタンフィルムと固定用テープで保護・固定を行う．保護を目的として，その上から包帯を巻くこともある • ルート交換は3～4日で行うことが推奨されている．刺入部のトラブルがみられた場合はすぐに抜去する

❺訪問看護ならではの末梢静脈点滴の工夫・注意点

①訪問の調整	・点滴終了から時間が経ってしまうとルート内の血液が凝固してしまうため，滴下調整をして点滴終了直前に訪問できるようスケジュールを調整する ・点滴ボトルの50mLのラインに印をつけ，「輸液量がここまできたら連絡をください」と利用者や家族に依頼することも可 ・問題なさそうな場合は，利用者や家族に指導をして，終了のためのフラッシュや抜針をお願いする ・急な点滴の場合，点滴スタンドが間に合わないことが多いので，ハンガーやS字フック等を用いて長押やカーテンレールに引っかけて輸液製剤を吊るす
	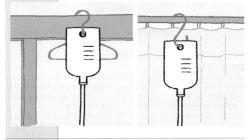
②医師からの 指示書	・「訪問看護指示書」に加え，「在宅患者訪問点滴注射指示書」も必要となる ・点滴の頻度によっては頻回な訪問看護が必要となるため，「特別訪問看護指示書」が必要になる場合がある

■皮下点滴

- 末梢静脈点滴に比べ，出血や感染などの発生リスクが低く，在宅でも比較的安全に補液が可能．
- 管理も容易であることから，在宅では皮下点滴が選択されることも少なくない

〈皮下点滴の適応〉
①末梢静脈からの補液が管理上困難な場合（血管が確認できず針が刺せない場合や，精神的な理由で留置針を頻繁に自己抜去する可能性の高い場合）
②利用者・家族が静脈からの補液を希望しない場合
③経静脈カテーテルの留置が医学的に不適当と考えられる場合　など

〈皮下点滴の注意点〉
①輸液の吸収が緩やかなため，急性期治療（ショック状態の改善など）には不適切（その場合は末梢静脈点滴が選択される）
②輸液製剤によっては疼痛や発赤などの副作用が生じることがあるため，使用できる薬剤に制限があり注意する

●皮下投与が可能な薬剤

- 等張液（生理食塩液※，5％ブドウ糖液，1・3号液，各種リンゲル液）

- ビタミン類※（C，B_1，B_2，B_6，B_{12}，K，葉酸，ニコチン酸）

- 抗菌薬（βラクタム系，モノバクタム系，クリンダマイシン，アミノグリコシド系）

- 抗精神病薬（ハロペリドール）

- ベンゾジアゼピン系（ミダゾラム，ジアゼパム）

- 麻薬類（モルヒネ※，ペンタゾシン※）

- 抗コリン薬（ブスコパンなど）

- メトクロプラミド

- 抗ヒスタミン薬（クロルフェニラミン※，ジフェンヒドラミン）

- ステロイド

- インスリン※

- ヘパリン※

- トラネキサム酸

- リドカイン

- フロセミド　など

※添付文書上，皮下投与が可能なもの．その他は，経験的に使用されており，安全であると保証する論文はない

日本緩和医療学会：終末期がん患者の輸液療法に関するガイドライン（2013年版），p.42，金原出版，2013．をもとに作成

❶準備物品

- アルコール綿などの消毒物品
- サーフロ針（18〜22G，※留置しない場合は24Gや翼状針でもOK）
- 輸液カテーテル（＋延長チューブ）
- シュアプラグ（ルートを留置する場合）
- ポリウレタンフィルム，固定用テープ
- 点滴スタンド（もしくはそれに代わるもの）

❷穿刺部位の選定

- 胸部上部や腹部，大腿上部などの皮下脂肪が多い部位を選択する
- 皮下脂肪の少ない利用者の場合，皮膚がたるんでいる場所を選択する
- 衣類やおむつのゴムなどで圧迫されやすい場所は避け，浮腫やスキントラブルのない部位を選択する
- 皮膚の皺に沿った方向に指すと，針が折れにくい（例：臍周囲は横方向に）

●皮下輸液針の挿入部位と挿入方向

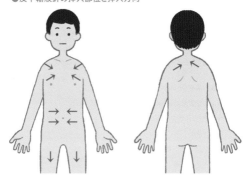

❸穿刺方法

①皮膚をアルコール綿などで消毒する	
②皮膚をつまみ上げ、浅い角度で確実に留置針を皮下に誘導し留置する	
③輸液ルートを接続し、問題なく滴下されることを確認したら、ポリウレタンフィルムなどで保護する	・皮下に輸液がたまるため、刺入部からプクッと皮膚が隆起してくる
④60〜100mL/時程度の速度で滴下する	・痛みや局所の吸収の具合によって滴下調整する ・留置針は、4〜7日が交換の目安。刺入部周囲に発赤がある場合はすぐに交換する

❹滴下不良の場合

- 組織内圧上昇や留置針の先端が皮下脂肪組織に当たると、滴下スピードが変化しやすく、滴下が止まってしまうことがある

〈対処方法〉

①むくんでいるところをホットタオルなどで保温・マッサージし、吸収を促進する（滴下中の痛みにも効果的）

②針を2mm前後、手前に引いて固定し直してみる

❺訪問看護ならではの皮下点滴の工夫

①終了作業	・静脈内点滴と違い血液凝固の心配はないので、点滴終了後もフラッシュせずにしばらくそのままにしておくことが可能（厳密な滴下管理は不要） ・利用者や家族に、「終了したら看護師が来るまでそのままにしておいてください」と事前に説明し、看護師が訪問したときに終了作業を行うこともできる
②タイムマネジメントなど	・長時間、管がつながれた状態は利用者の苦痛につながることを考慮し、タイムマネジメントする ・輸液製剤によっては、フラッシュをせずにシュアプラグ部分の接続をはずすだけの対応も可能なため、利用者・家族への指導がしやすく、終了作業を任せやすいという利点がある ・不安なことや不明点は連絡でき、必要時はかけつけることができる体制を整えておく

2 中心静脈栄養

■適応

①経口摂取をしないほうがよい場合（クローン病や潰瘍性大腸炎など、腸管を休ませたほうがよい時期や嚥下機能障害が著しい場合など）

②経口摂取ができない場合（消化器悪性腫瘍など、著しい消化管通過障害がある場合）

③経口摂取が著しく少ない状態が続くことが見込まれる場合

④長期の見通しで化学療法を行う場合

※延命措置と敬遠されることも多い処置だが、穏やかな余生を過ごすための1つの手段でもあるので、十分な情報を提供したうえで実施するかどうか選択してもらうとよい

〈栄養法の選択〉

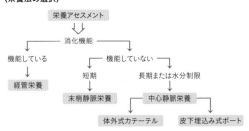

〈体外式カテーテルと皮下埋込み式ポートの特徴〉

	体外式カテーテル	皮下埋込み式ポート
長所	・採血・輸血にも使用可能 ・交換が比較的容易	・輸液投与中以外は感染の機会が少ない ・針やルートを抜くと行動制限が少ない ・見た目がすっきりしている ・入浴に制限がない
短所	・挿入部からの感染が起こりうる ・抜去の可能性がある ・外部カテーテルによる拘束感がある ・入浴に制限がある	・確実に穿刺しないと、皮下漏れやポート損傷を起こす ・穿刺するときに疼痛が生じる ・感染や損傷による交換が困難である

■ CVポートカテーテルの種類

①グローションカテーテル

閉鎖
（非使用時）

注入

吸引

- カテーテルの側面にスリットが入っており，輸液製剤注入時，血液吸引時にスリットが開いて薬液が血液内に流入，あるいは血液がカテーテルに吸引される仕組み
- 通常，スリットは閉鎖しており，カテーテルの先端部は閉鎖された構造になっているので，血栓が形成されにくい特徴がある
- 血栓が形成されにくいので，フラッシュやカテーテルロックはヘパリンではなく，生理食塩水で管理が可能

②オープンエンドカテーテル

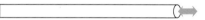

- 先端が開放されているカテーテル
- 血栓のリスク回避のため，フラッシュやカテーテルロックはヘパリンを使用する．ただし，ヘパリンコーティングされているものは生理食塩水での管理が可能

〈利用者が病院でCVポートを造設して退院した場合の注意点〉
①造設されたCVポートのメーカーを確認する
②カテーテルの種類によって，「フラッシュが生理食塩水でよいか，ヘパリンがよいか」を確認する
③CVポートに弁がついて逆血が確認できない仕様のものもある

■必要物品

- 処方された輸液製剤
  ※冷蔵庫保存された混注輸液剤は，使用2〜3時間前に出しておく
- ヒューバー針
  ※普通の針はポート内のセプタム（ゴム部分）を抜き取ってしまう（コアリング）
  ので使用しない
- 生理食塩水（もしくはヘパリン生理食塩水），10mLシリンジ
- 輸液カテーテル（＋延長チューブ）
- ポリウレタンフィルム（滅菌ガーゼ），固定用テープ
- 消毒物品（クロルヘキシジン，ポビドンヨード，アルコール綿など）
- 輸液ポンプ（使用する場合）
- 点滴スタンド（福祉用具で自費レンタル）もしくは，S字フック等

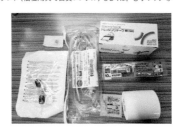

〈ヒューバー針〉

セーフステップ ヒューバーニードル
（メディコン）

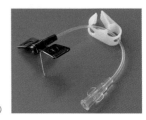

コアレスニードル（ニプロ）

■穿刺手順

①手洗い・手指消毒を行う

②生理食塩水を充填した10mLシリンジにニードルを接続し、プライミングを行う
- ルート内の空気を完全に抜き、チューブをクランプしておく

③セプタムの場所と深さを確認しながら、中心から外側に円を描くようにクロルヘキシジン等の消毒剤で消毒する

④手袋を装着し、利き手ではないほうの手でポートの位置を確認し、親指と人差し指でポートが動かないように皮膚をしっかり伸ばしながら固定する
- 手袋は滅菌がベスト、清潔なディスポ手袋でも可

⑤ヒューバー針を穿刺する

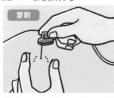

利き手でウイングを持ち、セプタムに直角に穿刺する

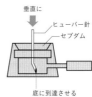

針先がポート内の底にコツンと接するまでゆっくり針を進める

⑥シリンジをゆっくり引き、CVポート製品により逆血を確認できる場合は、逆血を確認することで、ポートおよびカテーテルが機能しているか、ニードルが適切な位置に穿刺されているか確認する
- 問題なければ(もしくは逆血が確認できないカテーテルの場合は逆血を確認せずに)、そのまま生理食塩水を10〜20mL程度注入し、抵抗がないことを確認し、一度クランプしておく

⑦ポリウレタンフィルムで保護する
- ヒューバー針の浮きが強い場合は、滅菌ガーゼを翼状の下に敷いて安定させる
- その際、挿入部が確認できるようにしておく

⑧輸液カテーテルを接続し、クランプを開放して薬液注入を開始する
- 輸液ポンプを使用する場合は、スイッチをONにして滴下を開始し、問題なく作動するか確認する

⑨テープ類でルート固定する

〈ヒューバー針の抜針のポイント〉

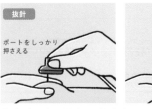

抜針

ポートをしっかり
押さえる

一気に抜く

①2本の指でポートを固定し，利き手の指でウイングを持ち垂直に抜く
②アルコール綿か滅菌ガーゼで3分間，圧迫止血する．完全に止血していれば，
　保護の必要はない（念のため，絆創膏で保護することが多い）

■起こりうるトラブルと予防策

①刺入部と カテーテルの 感染	・刺入部の観察（発赤，腫脹，疼痛など） ・手指衛生 ・CVポート管理時の清潔操作 ・穿刺部位のフィルムドレッシング材での保護 ・72時間程度でのカテーテル交換と，週に1回の 　ヒューバー針さしかえ
②フィブリンシース による カテーテル閉塞	・パルシングフラッシュ：2〜3mLずつフラッシュし， 数回に分けてトータル10〜20mLの生理食塩水（も しくはヘパリン生理食塩水）を注入することで，渦状 の乱流をつくり，確実にカテーテル内をフラッシュする ・逆血を確認した場合は，20mLの生理食塩水もしく はヘパリンフラッシュを行う
③輸液製剤の 血管外漏出	・刺入部の観察 ・穿刺時にセプタムに垂直に底に到達させる
④事故抜去	・固定用テープでループをつくる
⑤皮膚トラブル	・テープかぶれの観察 ・皮膚に優しいドレッシング材の選択とテープのはがし 方を実践する

✕　　　　　　　　　　○

垂直に上方向にははがさない　皮膚と平行にフィルムを引っ張っ
　　　　　　　　　　　　　　　て少しずつはがす

フィブリンシースとは，カテーテルの先端に血塊がつくことにより，血中のフィブ
リンがカテーテルの周りに形成され，それにより輸液の注入ができなくなること

■訪問看護ならではのCVポート管理の工夫

　CVポートからの輸液管理をしながら，通常の日常生活を送ることを目標としたケアを実践することが大切である．

①入浴・シャワー浴	・抜針後に止血を十分に行えば，入浴・シャワー浴は可能なので，定期的に入浴できるようにスケジューリングする ・ヒューバー針を留置したままでも，シュアプラグを使って輸液製剤と切り離すことができれば，留置部分をガーゼとポリウレタンフィルムで大きく覆うことで，シャワー浴も可能
②運動・外出	・運動制限はないが，点滴がつながっていると動きにくいため，投与時間を夜間だけにして，日中は点滴をしないようにすれば自由に活動することができる ・24時間の持続投与が必要な場合は，外出しやすいように専用のリュックを使用してもらうとよい 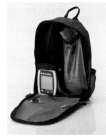 経腸栄養用輸液ポンプ収納用バックパック （提供：カーディナルヘルス株式会社）
③トラブル発生時の連絡	・トラブル発生に備えておくため，利用者や家族に事前対応をしっかりと指導する．以下の症状が出現したら，ただちに訪問看護（もしくは訪問診療）に連絡をしてもらうように伝える ・刺入部および刺入部周囲の疼痛，腫脹，発赤が生じた場合 ・刺入部周囲から薬液が漏れる場合 ・発熱した場合 ・薬液が減らず，注入されない場合

3 在宅酸素療法

■目的と適応

目的	• 呼吸不全の状態にある利用者に対して、酸素吸入を自宅にて行うことにより低酸素血症の改善をはかり、QOL向上を目指す
適応	• 呼吸不全状態、肺高血圧症、チアノーゼ型先天性心疾患などで、酸素投与により呼吸状態や苦痛症状の改善が期待でき、医師が「HOTが必要」と判断した利用者

■機器の種類と管理方法

❶在宅酸素機器の種類	①空気中の酸素を濃縮して噴出する「酸素濃縮装置」が主流 ②酸素濃縮装置は0.25Lから使用でき、最大流量は機器により3〜10Lのものがあるので、事前に使用する可能性のある最大使用流量を予測しておく ③酸素投与量を上げるために、オキシマイザーペンダントの使用や配管集合コネクターを使用して酸素濃縮器を2機使用することがある。その場合は、 ・在宅酸素の使用により状態改善が可能かどうか ・このまま在宅での療養が最適なのか（救急搬送の適応ではないか）」 をアセスメントする ④酸素濃縮器2機を同時接続して使用する場合は、流量を2機とも同じにして使用する必要がある。もしくは、1機をカニューレで鼻に接続し、もう1機を別ルートからマスクで使用して別流量で投与することも可能
❷在宅酸素機器の管理方法	①機器によっては、定期的なフィルターの清掃や交換が必要になるものがあるので、取扱説明書でその頻度と管理方法を確認しておく ②看護師管理もしくは利用者・家族管理のための指導が必要となる ③機器によっては定期的なフィルター掃除は必要なく、半年に1回程度の酸素業者によるフィルター交換作業が行われるものもある ④カニューレやマスクは週1回程度交換し、清潔を保つ

リザーバ式酸素供給カニューレ（日本ルフト）

■酸素ボンベ

外出時は，携帯型酸素濃縮器か酸素ボンベを使用する.

- **携帯型酸素濃縮器の場合**：バッテリーの使用可能時間を確認する
- **酸素ボンベの場合**：酸素流量で計算して使用可能時間（呼吸同調器を使用している場合はその電池残量も）を確認する. または，酸素業者が持って来る一覧表で使用可能時間を確認する

> **酸素残量の計算法**

> ①酸素残量を計算する
> - 圧力計の単位が［MPa］表示の場合
>
> > 酸素残量（L）＝ボンベ内容積（L）×圧力計の値× 10
>
> - 圧力計の単位が［kgf/cm^2］表示の場合
>
> > 酸素残量（L）＝ボンベ内容積（L）×圧力計の値

> ②酸素残量に 0.8（安全係数）をかけて使用可能量を計算する
>
> > 使用可能量（L）＝酸素残量× 0.8

> ③使用可能量を指示流量で割り，使用可能時間を算出する
>
> > 使用可能時間（分）＝使用可能量÷指示流量

HOT：home oxygen therapy，在宅酸素療法

酸素の使用可能時間早見表（内容量 3.5L の場合）

内容量＝3.5L	ボンベの圧力 (kgf/cm²)											
	140	130	120	110	100	90	80	70	60	50	40	30
	ボンベの圧力(MPa)											
	14	13	12	11	10	9	8	7	6	5	4	3
0.5	784	728	672	616	560	504	448	392	336	280	224	168
1	392	364	336	308	280	252	224	196	168	140	112	84
2	196	182	168	154	140	126	112	98	84	70	56	42
3	131	121	112	103	93	84	75	65	56	47	37	28
4	98	91	84	77	70	63	56	49	42	35	28	21
5	78	73	67	62	56	50	45	39	34	28	22	17
6	65	61	56	51	47	42	37	33	28	23	19	14
7	56	52	48	44	40	36	32	28	24	20	16	12
8	49	46	42	39	35	32	28	25	21	18	14	11
9	44	40	37	34	31	28	25	22	19	16	12	8
10	39	36	34	31	28	25	22	20	17	14	11	8

酸素流量（L/分）

（分）

■＝使用可能時間が 30 分以下
■＝使用可能時間が 30 〜 45 分間
■＝使用可能時間が 60 分以下

※例：ボンベの圧力（MPa）が 10 のとき，酸素流量 5L/ 分で使用すると
使用可能時間は 56 分となる

■訪問看護ならではの在宅酸素療法のポイント

①医師からの指示	・在宅酸素の手配は医師が出す処方せんにより行われる ・訪問看護では訪問看護指示書に在宅酸素療法の指示の記載が必要となるため，流量の指示を記載してもらう ・主治医として，SpO₂何％以上キープを目指しているのか，流量の調整の幅も確認する ・流量を変更した場合は医師に報告する
②流量調整	・ベースの流量調整は，必ず安静時の値で判断する ・流量を調整した後，SpO₂値の変動が安定するまで数分，様子をみて最適値であるか判断する ・COPDの利用者はとくに，CO₂ナルコーシスに注意が必要となる．低酸素血症のため酸素投与量を増量した結果，PaCO₂が上昇してしまう症状で，呼吸性アシドーシスの症状である振戦，痙攣，傾眠の症状から始まり，重症化するにつれて意識障害や自発呼吸減弱が生じてしまうので，症状の変化に注意する

看護技術・医療処置

4 爪のケア

■ 爪切り

① 手の爪切り	• 爪が長いと，爪と皮膚の間に垢が蓄積して不衛生になるとともに，自身の皮膚を傷つけてしまう可能性も高くなるため，週1回，手爪のケアを行う • 爪は白い部分をごくわずかに残すようにカットし，やすりをかけて切り口を滑らかにする
② 足の爪切り	• 足爪は，月に1～2回の爪切り処置が必要で，適切な処置を行い，トラブルを防ぐ • 足の爪切りには，直線刃の爪切りかニッパーを使用する • 爪の形は，基本的には「ラウンドスクエアカット」がよい • 爪切りで端から端までまっすぐに近い形でカットする • 白い部分は残してカットして構わないが，靴を履いたときの圧迫を避けるためにも，足底から見てギリギリ足爪が出ない程度の長さにカットするのが好ましい • 足趾の先端を平らな物につけて，爪がギリギリ触れないくらいの長さが最適 • カット後は爪やすりで一方向に削り，爪の両端の角の尖りとカット面のひっかかりをなくしていく • 短く切りすぎたり尖ったところが残ってしまうと，爪が伸びると皮膚に食い込んでしまい，巻き爪や陥入爪の原因にもなるので注意する • 最後に，爪の間に溜まっている垢を爪やすりの先端やゾンデなどで除去し，爪の白い部分と肉を切り離すことも，爪が正しく伸びる手助けになる

〈ラウンドスクエアカット〉

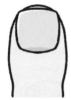

肉のくいこみよりも短くカットしないように気をつける

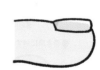

趾先よりも出ないようにカットする

■爪のトラブル（巻き爪・陥入爪）と対応

●巻き爪・陥入爪
足に合わない靴による圧迫や、地に足をつけて踏み込む機会が少なくなり地面からかかる下方向からの圧力が少なくなることなどの原因により、爪の変形が生じてしまうことにより起こる爪トラブル

- 変形した爪は自身で切ることがより難しくなるので、看護師の介入が必要となる
- 巻き爪などの変形により、爪が皮膚に食い込んで炎症を起こす陥入爪を引き起こすことがある
- 爪周囲を健康に保ち、歩行による活動を妨げないためにも、爪のケアが重要となる

①診察
- 炎症を起こして化膿していたり肉芽が生じている場合、まずは医師に診察をしてもらう
- 抗菌薬の内服、外用薬治療、外科処置が必要となる

②テーピング（食い込みがある場合）
- 伸縮テープを爪の側溝の皮膚に貼り、伸ばしながら指の裏側にとめて、食い込みを解除する
- テープは毎日の貼り換えが好ましい

③コットンパッキング（食い込みがある場合）
- 綿、コットンテープ、不織布などを爪が食い込んだ部分に挿入し、食い込みを解除する
- テーピングと併用してもよい
- 毎日の交換が好ましい

④市販の巻き爪矯正グッズ
- 炎症や肥厚のない巻き爪には、利用者とよく相談したうえで、市販の矯正グッズを試してみるのも手

●巻き爪に対するテーピング

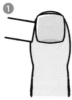

❶

爪に直接貼らないように注意しながら、爪と皮膚の境目にテープを少し貼り付ける

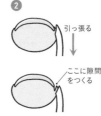

❷

引っ張る

ここに隙間をつくる

テープを引っ張り、爪と皮膚の間に隙間をつくる

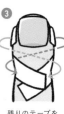

❸

残りのテープを引っ張りながら、ななめらせん状に貼る

●巻き爪に対するコットンパッキング

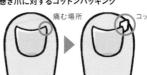

痛む場所

コットンを挟む

■爪のトラブル（爪肥厚）と対応

● **爪肥厚**
白癬菌に長期罹患していると爪白癬になることが多く，白癬菌により爪が白く肥厚してしまうことある

①診察
- 白癬の疑いがある場合は医師の診察を受けてもらう
- 他者への感染リスクを避けるためにも，外用薬・内服薬による白癬治療が必要となる
- 白癬菌の感染がなくても，さまざまな要因で爪が肥厚してしまうことがある

②自宅で低リスクにできる爪肥厚のケア
- 厚くなった爪を薄くして，上ではなく前に伸びるように整える
- 爪が厚くなる際に，毛細血管を爪の内部に引っ張ってきてしまうことがあるため，出血に注意しながら少しずつ削り，厚みが均一になるように薄くしていく
- 削る際は，グラインダーを使用する
- グラインダーを使用する際は，粉の飛散を最小限にして，看護師が吸い込まないように工夫する．マスク（できればN95など顔に密着するものがよい）とアイガードを装着し，削った爪粉が舞わないように，爪を水で濡らしながらグラインダーをかけたり，透明のビニール袋を足にかぶせながらグラインダーをかけるとよい

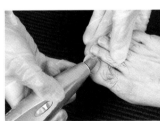

①グラインダーを使用して爪の厚みを削る

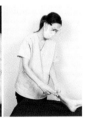

②削った爪粉防止としてマスクとアイガードを装着する

引用・参考文献

1) 泰川恵吾：ドクターゴンの知っておきたい在宅医療の機器・材料. 薬事日報社, 2017.
2) 杉田学編：輸液療法の進め方ノート──体液管理の基本から手技・処方までのポイントがわかる実践マニュアル. 改訂版, 羊土社, 2009.
3) 押川真喜子監：写真でわかる訪問看護アドバンス. インターメディカ, 2016.
4) 宮内清子ほか：訪問看護の技術. 最新 訪問看護研修テキスト ステップ1-② (川越博美, 山崎摩耶, 佐藤美穂子編), 日本看護協会出版会, 2013.
5) 廣納裕子：足病の基本とアセスメント・ケア実践講座. Nursing, 43 (6)：73, 2023.
6) 井田奈央：輸液・点滴. Nursing, 44 (1)：114-121, 2024.
7) 井田奈央：中心静脈栄養. Nursing, 44 (1)：122-129, 2024.
8) 井田奈央：在宅酸素療法. Nursing, 44 (1)：130-133, 2024.
9) 井田奈央：爪のケア. Nursing, 44 (1)：134-137, 2024.

（井田奈央）

Memo

_____

_____

_____

_____

_____

_____

_____

_____

_____

_____

_____

_____

_____

_____

福祉用具の
選び方

福祉用具の選び方

介護保険を使用した福祉用具の種類

利用者が自宅で福祉用具を利用するには，以下の3通りの方法がある

福祉用具貸与（レンタル）	福祉用具購入	住宅改修（工事）

■福祉用具貸与（レンタル）

- 要介護度に応じた支給限度額のなかで，福祉用具をレンタルする
- 費用は，レンタル料全額分の介護保険の負担割合（1割〜3割）が自己負担分として月々請求される

●レンタルできる品目

特殊寝台および付属品	いわゆる電動介護ベッドと柵などの付属品 ※要支援1，2，要介護1の利用者は原則，保険給付の対象とならない
床ずれ防止用具	褥瘡予防のマットレスのこと，エアマットレス（自動体位変換機能のついたものもある）やウレタンマットレスなどがある ※要支援1，2，要介護1の利用者は原則，保険給付の対象とならない
体位変換器	要介護者の体位を変換する機能を有するもののこと ※要支援1，2，要介護1の利用者は原則，保険給付の対象とならない
手すり	工事を伴わずに設置できる手すり，置き型や突っ張り型などがある
スロープ	工事を伴わずに段差解消ができるスロープ ※2024年4月より購入も可
車椅子および付属品	自走式・介助式・電動車椅子と，クッションなどの付属品 ※要支援1，2，要介護1の利用者は原則，保険給付の対象とならない
歩行器	移動時に身体を支える機能を有するもので，車輪型と四脚型がある ※2024年4月より購入も可
歩行補助杖	松葉杖，カナディアン・クラッチ，ロフストランド・クラッチ，プラットホーム・クラッチ，多点杖がレンタルできる。一般的なT字杖はレンタルできない ※（松葉杖を除く）単点杖，多点杖は，2024年4月より購入も可

移動用リフト	身体を釣り上げて移乗・移動の補助を行うもの，釣り具（直接肌に触れる部分）は購入となる ※電動昇降座椅子に関しては，要支援1，2，要介護1の利用者は原則，保険給付の対象とならない
徘徊感知機器	認知症の利用者などに使用できる，屋外へ出ようとしたときに感知して所定の場所へ通報する機器のこと ※要支援1，2，要介護1の利用者は原則，保険給付の対象とならない
自動排泄処理装置	排泄物が自動的に吸引されるもの

- 介護保険の被保険者ではなかったり，貸与要件に該当しない利用者にも，介護保険を利用しない全額自費負担での貸与を行っている業者もあるため，利用したい福祉用具がある場合は一度，業者に相談してみるとよい
※軽度者（要支援～要介護1の利用者）は貸与のできない品目であっても，ケアマネジャーや医師が必要と判断すれば介護保険で貸与することができる場合もある
※福祉用具貸与にあたり，必ずケアマネジャーの作成する「居宅サービス計画書」が必要となるので，ケアマネジャーと連携して福祉用具の導入をすすめていく

■福祉用具購入

- 貸与（レンタル）になじまない性質のもの（肌に密着する使い方をするものや再利用が難しいもの）は，介護保険の負担割合（1～3割）のみの自己負担で購入することができる

●購入できる品目

腰掛便座	和式便所を洋式に変えるものや，便器の高さを補うもの，ポータブルトイレなどが該当する
自動排泄処理装置の交換可能部品	自動排泄処理装置の尿や便の経路となり，交換可能な部品のこと
入浴補助用具	シャワーチェア，浴槽用手すり，浴槽台，バスボード，浴室・浴槽内すのこ，入浴用介助ベルトなど
簡易浴槽	居室でも利用できる工事を伴わない移動可能な浴槽
移動用リフトの吊り具部分	主に身体をのせるシート部分のことで，移動用リフトに連結可能なもの

※購入にあたり，支給限度額が定められている（地域により差あり）

■住宅改修（工事）

安全に生活するために行った住宅改修（支給限度基準額20万円）を，介護保険の負担割合（1～3割）の自己負担で行うことができる

●対象となる工事

i	手すりの取り付け
ii	段差の解消
iii	滑りの防止および移動の円滑化等のための床または通路面の材料の変更
iv	引き戸等への扉の取り替え
v	洋式便器等への便器の取り替え
vi	その他，i～vに付帯して必要となる住宅改修

住宅改修を行うにあたり，施工業者が住宅改修事業者登録をしている必要があるので確認しよう！

福祉用具の選び方

2 障害者総合支援法を利用した補装具の使用

- 障害者・障害児・難病患者に対して，市町村が必要と認めた場合は補装具や日常生活用具の購入・レンタル・修理費用が支給される

> 介護保険制度が優先されるため，要支援・要介護者の場合は，まずは介護保険の福祉用具に該当品目があるか確認しよう

■補装具

視覚障害者（児）用	視覚障害者安全杖，義眼，眼鏡
聴覚障害者（児）用	補聴器，人工内耳用音声信号処理装置（修理のみ）
肢体不自由者（児）用	義手，義足，下肢装具，体幹装具，上肢装具，車椅子，電動車椅子，歩行器，座位保持装置，重度障害者用意思伝達装置，歩行補助杖（1本杖除く）
肢体不自由児用（18歳未満）	座位保持椅子，起立保持具，頭部保持具，排便補助具
内部障害者	車椅子
難病等患者	車椅子，意思伝達装置，靴型装置，電動車椅子，歩行器

■日常生活用具

各項目対象者や対象年齢，耐用年数など規定されているため確認すること

入浴補助用具	便器	特殊マット
特殊寝台	体位変換器	特殊尿器
移動・移乗支援用具	移動用リフト	浴槽・湯沸器同時給付（いずれか1つのみ）
入浴担架	T字杖・棒状杖	特殊便器
訓練椅子	火災報知器	自動消火装置
音声付血圧計	ポータブルレコーダー	時計
点字タイプライター	音声式体温計	電磁調理器
屋内信号装置	情報受信装置	音声拡聴器
空気清浄機	ルームクーラー	透析液加温器
聴覚障害者用通信装置（FAX）	フラッシュベル	頭部保護帽
ネブライザー（吸入器）	電気式たん吸引器	パルスオキシメーター
携帯用会話補助装置	音声式体重計	歩行時間延長信号機用小型送信機
拡大読書器	点字ディスプレイ	情報通信支援用具
携帯用信号装置	活字文書読み上げ装置	暗所視支援眼鏡
ストーマ装具等	紙おむつ等	収尿器
人工喉頭	埋込型用人工鼻	点字器
ベビーセンサー	ICタグ等読取装置	

※その他，地域により用具等の給付・貸与・購入費補助を行っているため，
　利用者の居住する市町村の障害者総合支援法に基づくサービス情報を
　確認すること

福祉用具の選び方

福祉用具の必要性の有無の判断

■情報収集の仕方

福祉用具導入のタイミングとして，初回サービス介入時と利用者の状態が変化したときがある．とくに，初回サービス介入時には利用者を知ることから始めないとならないため，効率的な情報収集が必要である

①利用者の身体状況を知る（その人のもつ疾患を知る）	慢性的な経過を辿るか，今後，急激に状態悪化をきたす可能性が高いか，どれだけの身体負荷をかけられるか
②身体の状態や動きを知る	麻痺の有無と程度，視力や聴力はどうか，認知機能はどのような状態か，急な身体状態変化の有無（ボディイメージと現実の乖離の可能性） ※どのようなときにバランスを崩すか
③生活リズム・範囲やその傾向を知る	活動時間や活動範囲，介助者の有無など
④生活の目標や希望を知る	外出をしたい，1人でお風呂に入りたい，トイレまで歩きたい等

■居住環境をふまえたアセスメント

上記①〜④の情報を収集し，
• **している動作**　• **できる動作**　• **できない動作**
をアセスメントする

福祉用具等でどこにサポートが必要かを確認する

収集した情報をもとに，**一連の動作をイメージし**，
• **どこに用具が必要か**　• **どのような種類を選択するか**
をアセスメントする

補助具や福祉用具の導入だけではなく，
サービス介入の必要性も検討していく

●居室からトイレまでの移動のアセスメント一例

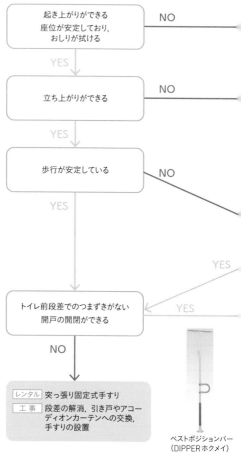

```
┌─────────────────────┐
│ 起き上がりができる        │ ──── NO
│ 座位が安定しており,       │
│ おしりが拭ける           │
└─────────────────────┘
         │ YES
         ↓
┌─────────────────────┐
│ 立ち上がりができる        │ ──── NO
└─────────────────────┘
         │ YES
         ↓
┌─────────────────────┐
│ 歩行が安定している        │ ──── NO
└─────────────────────┘
         │ YES
         ↓
                              YES
┌─────────────────────┐ ←──── YES
│ トイレ前段差でのつまずきがない │
│ 開戸の開閉ができる        │
└─────────────────────┘
         │ NO
         ↓
```

┌──────────────────────────────┐
│ レンタル 突っ張り固定式手すり   │
│ 工事 段差の解消,引き戸やアコー   │
│   ディオンカーテンへの交換,   │
│   手すりの設置   │
└──────────────────────────────┘

ベストポジションバー
(DIPPERホクメイ)

おむつ使用の場合,おむつ交換や陰部洗浄のため,訪問介護・看護サービスによるケア介入が必要か検討する

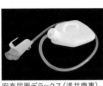

安楽尿器デラックス（浅井商事）

レンタル 介護ベッド，ベッド柵
購 入 おむつ，尿瓶，採尿器

NO

トランスができる

YES

廊下やトイレ内に
十分なスペースがある → NO → 購 入 ポータブルトイレ

NO

YES

杖，歩行器，手すりを利用して
安全に移動ができる

レンタル 車椅子

下衣の上げ下げができる
方向転換や便座への
着座が問題ない → YES → ◎ すべて不要

NO

レンタル トイレ用手すり，
突っ張り固定式手すり
購 入 補高便座
工 事 L字型手すりの設置

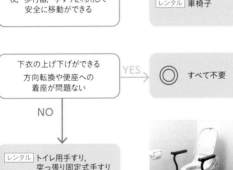

スムーディ：トイレ用（パナソニック）

●入浴までの一連の動作のアセスメント一例

訪問入浴介護サービス，訪問介護・看護での入浴介助の要否も一緒に検討していく

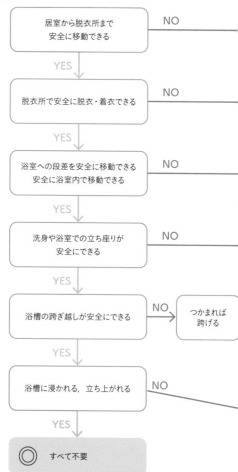

居室から脱衣所まで
安全に移動できる
— NO

YES

脱衣所で安全に脱衣・着衣できる
— NO

YES

浴室への段差を安全に移動できる
安全に浴室内で移動できる
— NO

YES

洗身や浴室での立ち座りが
安全にできる
— NO

YES

浴槽の跨ぎ越しが安全にできる
— NO → つかまれば
跨げる

YES

浴槽に浸かれる，立ち上がれる
— NO

YES

◎ すべて不要

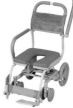

シャワーキャリー (ウチヱ)

| レンタル | シャワーキャリー，移動支援用具，手すり |
| 工 事 | 廊下などの手すりの設置 |

レンタル	手すり
購 入	脱衣室用の椅子
工 事	脱衣室の手すりの設置

| 購 入 | 滑り止めマット・シール |
| 工 事 | 浴室のすのこ・手すりの設置 |

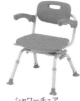

シャワーチェア (パナソニック)

| 購 入 | シャワーチェア，洗身自助具，洗身用ブラシ |

NO → | 購 入 | バスボード |

バスボード (パナソニック)

YES → | 購 入 | 浴槽手すり |
| 工 事 | 浴槽の手すりの設置 |

→ | 購 入 | バスリフト，浴槽台 |
| 工 事 | 浴室の手すりの設置 |

バスリフト (TOTO)

143

●ベッドマットレスの選択

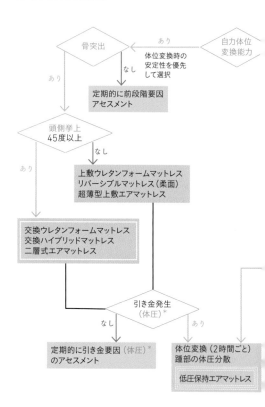

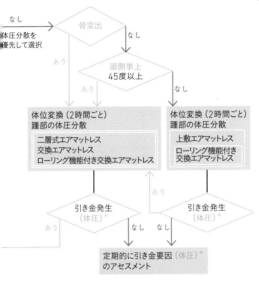

なし
本圧分散を
優先して選択 →

骨突出

なし

あり

頭側挙上
45度以上

あり

なし

体位変換（2時間ごと）
踵部の体圧分散

二層式エアマットレス
交換エアマットレス
ローリング機能付き交換エアマットレス

体位変換（2時間ごと）
踵部の体圧分散

上敷エアマットレス
ローリング機能付き
交換エアマットレス

あり

引き金発生
（体圧）*

あり

なし

なし

引き金発生
（体圧）*

定期的に引き金要因（体圧）*
のアセスメント

注：枠線が多いほど体圧分散力は高くなる

＊：看護者・介護者による体位変換ができない状況の発生

日本褥瘡学会編：在宅褥瘡予防・治療ガイドブック．第3版，p.58，照林社，2015.
より転載

※注：二層式エアマットレスに加え，現在は三層式エアマットレスもある（p.147参照）

●ベッドマットレスの在宅での選択ポイント

①褥瘡のリスクがあれば体圧分散機能が必要

②端坐位保持が可能であれば，エアマットレスは不安定さを引き起こしてしまうため，ウレタンフォームマットレスのほうが好ましい

〈エアマットレスの特徴〉

①骨突出部位の定期的開放	体重を支える局所である骨突出部位を，エアセルの膨張収縮により，局所にかかる圧力の集中継続を防ぐ 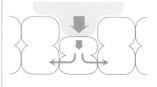
②個別圧力管理の実現	マイコンセンサー搭載のエアマットレスは，利用者ごとに個別の圧力管理ができる 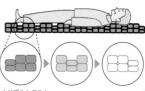 トリプルシステム
③筋肉の圧迫開放による静脈還流の確保	エアセルが膨らんだり縮んだりを繰り返し，筋肉の圧迫を開放して静脈還流を促す

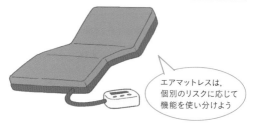

> エアマットレスは，個別のリスクに応じて機能を使い分けよう

〈ウレタンフォームマットレスの特徴〉

①体表面に沿って 広い面で体重保持	発砲素材であるウレタンフォームを体重で押しつぶし、容積を変化させて体表面に追従させ、広い受圧面積で身体を支えることにより体圧を分散させる

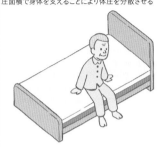

②熱対策・ムレ対策が 必要	肌が密着してウレタンフォームに埋まり込むため、ムレや熱こもりが生じやすいので注意する

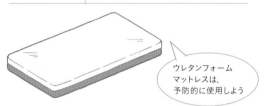

ウレタンフォーム
マットレスは、
予防的に使用しよう

波動を調整できる機能をもつエアマットレスもある

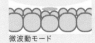

〈二層式エアマットレス〉

通常モード

微波動モード

〈三層式エアマットレス〉

2つの層での圧切替

二層式、三層式は、セルが完全に収縮
することがないので、円背や関節拘縮、
病的骨突出のある利用者に向いている

147

●ベッド周りのアセスメント一例

フラットなベッドからの
起き上がり，立ち上がりが
できない

布団からベッドに変更したくない

ベッド上に座り
食事をとる必要がある

ベッドの背上げで
ずり落ちる

ベッド上での排泄

→ 介護ベッド（背上げ・高さ調整機能）
　手すり，ベッド柵
　L字型介助バー

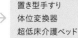

→ 置き型手すり
　体位変換器
　超低床介護ベッド

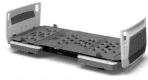

→ サイドテーブル
　オーバーテーブル

超低床介護ベッド 楽匠プラス X タイプ
（パラマウントベッド）

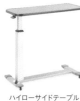

ハイローサイドテーブル
（フランスベッド）

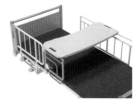

オーバーベッドテーブル
（フランスベッド）

→ 3モーター（背上げ・高さ調製・脚上げ機能）
　介護ベッド
　スライディングシート

→ 防水シーツ

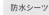

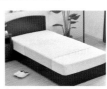

介護ヘルパーさんがお勧めする
洗える防水シーツ部分用（赤堀）

4 多職種連携の必要性

必要な用具，必要な機能などのアセスメントは
看護師にもできるが，
理学療法士などのリハビリ職に
専門的な意見を求めることができるとよりよい

ケアマネジャーとともに福祉用具を選定していくが，
さまざまなメーカーからさまざまな種類の用具が出ており，
選定に悩むことも多い

福祉用具等を取り扱う事業所には
「福祉用具専門相談員」「福祉用具プランナー」
「福祉住環境コーディネーター」などの
専門家が在籍しているため，
彼らからの専門的意見ももらい，
利用者本人の納得のいく用具の選定をしていく

引用・参考文献

1) 厚生労働省：介護サービス情報公表システム──どんなサービスがある
の？──福祉用具貸与.
https://www.kaigokensaku.mhlw.go.jp/publish/group21.html
（2024年2月閲覧）

（井田奈央）

Memo

Index

在宅看護 アセスメント・ケア ナースポケットブック mini

2024年4月9日　　　初　版　第1刷発行

編　集	井田　奈央
発行人	土屋　徹
編集人	小袋　朋子
発行所	株式会社Gakken
	〒141-8416 東京都品川区西五反田2-11-8
印刷・製本	TOPPAN株式会社

●この本に関する各種お問い合わせ先
　本の内容については，下記サイトのお問い合わせフォームよりお願いします．
　https://www.corp-gakken.co.jp/contact/
　在庫については　Tel 03-6431-1234（営業）
　不良品（落丁，乱丁）については　Tel 0570-000577
　　学研業務センター　〒354-0045 埼玉県入間郡三芳町上富279-1
　上記以外のお問い合わせは　Tel 0570-056-710(学研グループ総合案内)